DE
LA NÉPHROTOMIE
DANS L'ANURIE

PAR

LE Dr A. DE GRAILLY

Ancien externe des Hopitaux de Lyon

LYON

A. REY IMPRIMEUR DE LA FACULTÉ DE MÉDECINE

4, RUE GENTIL, 4

—

1895

DE

LA NÉPHROTOMIE

DANS L'ANURIE

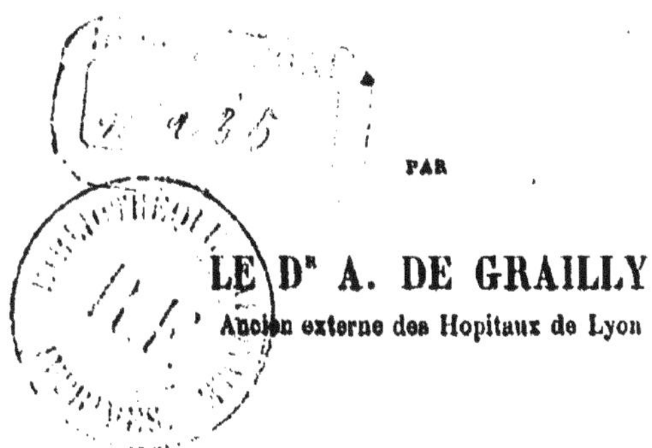

PAR

LE Dr A. DE GRAILLY

Ancien externe des Hopitaux de Lyon

LYON

A. REY, IMPRIMEUR DE LA FACULTÉ DE MÉDECINE

4, RUE GENTIL, 4

—

1895

A LA MÉMOIRE DE MON PÈRE

A MA MÈRE, A MA TANTE

A MES FRÈRES

MEIS ET AMICIS

INTRODUCTION

Nous croyons, avant d'entrer dans le cœur même de notre sujet, devoir donner quelques détails sur la manière dont nous l'avons conçu :

Voici le plan de notre travail. La première partie consiste dans une étude très concise de l'anurie chirurgicale en insistant sur des notions physiologiques et anatomo-pathologiques de nature à faciliter l'intelligence du sujet.

Le deuxième chapitre traite du diagnostic et des indications opératoires fournies par les diverses variétés de l'anurie.

Dans la troisième partie est exposé le manuel opératoire. La quatrième est consacrée à l'examen des suites de l'intervention. La cinquième partie comprend la statistique et les conclusions entre lesquelles sont intercalées des observations de date récente.

Notre tâche ne s'arrête pas là. Un devoir de reconnaissance nous unit à nos professeurs de la Faculté de Lyon.

Au lit du malade, dans les salles de clinique, la parole autorisée de notre vénéré maître, M. le professeur Poncet, a semé en notre esprit les germes précieux de cette méthode scientifique, la base des études médicales.

Qu'il nous soit permis de rappeler aussi, à nous qui fûmes son élève, son externe, toujours à ses côtés, cette bienveillance, cette haute bonté de vrai savant qui nous allait au cœur et dont nous garderons l'inaltérable souvenir.

Nous devons aussi un tribut de reconnaissance à M. le professeur Gailleton, chirurgien en chef de l'Antiquaille ; à M. le professeur-agrégé Rollet qui le suppléa longtemps et dont la bienveillance constante, empreinte d'une charmante cordialité, restera pour nous l'un des meilleurs souvenirs de notre passage dans les hôpitaux.

Pour terminer, nous unirons dans nos sincères remerciements les autres maîtres qui guidèrent nos premiers pas dans les études cliniques et spécialement, M. le professeur Gayet, et M. le professeur agrégé Vincent, chirurgien en chef de la Charité.

HISTORIQUE

L'avènement de la néphrotomie dans le traitement de l'anurie chirurgicale date de quelques années à peine. Pendant toute la période préantiseptique l'opération fut soigneusement réservée à l'évacuation des abcès de l'organe.

Les maîtres à la tête du mouvement scientifique, Velpeau, Malgaigne insistaient avec raison sur ce point de pratique chirurgicale : trop souvent en effet, des accidents infectieux compliquaient les interventions instituées de leur temps.

C'est à peine si au siècle dernier l'idée de la néphrotomie pour rein sain s'était timidement fait jour dans l'esprit du chirurgien français Rousset ; d'ailleurs, cette tentative, combattue par Hévin, tomba vite dans l'oubli.

Plus tard, Rayer et Miguel y revinrent, mais sans plus de hardiesse. Leurs efforts pour réhabiliter la doctrine de Rousset devaient rester stériles, et telles étaient les appréhensions, bien justifiées à leur époque, qu'ils n'osèrent jamais lui donner une sanction pratique.

L'apparition de la méthode antiseptique fut longue à modifier ces idées. L'opération rivale, la néphrectomie, accapara longtemps la faveur des chirurgiens, grâce à la simplicité de son manuel et de ses suites.

Ce n'est que depuis les opérations de Smith, de Bryant, de Durham et de Callender, c'est-à-dire depuis une vingtaine d'années environ, que l'attention fut appelée sur la néphrotomie.

Puis vinrent les monographies de Lecorché, de Charcot et Tenneson sur l'anurie, bientôt suivies de la belle thèse de Merklen (Merklen, th., Paris 1881) : on trouve dans ce travail inaugural, en même temps qu'un tableau complet de l'anurie, l'exposé de recherches expérimentales personnelles qui jettent un jour remarquable sur les désordres consécutifs de la fonction.

C'est en 1880 seulement que Morris applique la néphrotomie à l'extraction des calculs du rein. En 1882, Bardenheuer pratique la première néphrotomie pour anurie, l'étranger profita donc d'une idée d'origine essentiellement française.

En France, c'est un maître lyonnais regretté, D. Mollière, qui institua pour la première fois l'incision du rein dans l'anurie chirurgicale ; il se contenta d'ailleurs d'une simple ponction au thermo-cautère.

Les résultats de l'opération furent peu encourageants tout d'abord : aussi l'idée fut-elle longue à progresser.

Mais les travaux se multipliaient sur la question : les recherches de Jardet (th., Paris 1882), de Strauss et Germont (*Archiv. physiol.*, 1882) mirent en lumière après celles de Merklen, les lésions graves et précoces du parenchyme rénal consécutifs à l'anurie.

Alors apparut nettement aux chirurgiens la cause des premiers échecs : c'était le retard apporté à la néphrotomie, alors que la fonction avait subi des atteintes irréparables.

C'est ce qui fut bien établi à propos d'une communication de Willmott à la *Clinical Society de Londres* en 1885 : intervenant dans la discussion, Bennet May et Clément Lucas engagèrent fortement à intervenir dans le délai de quarante-huit heures ou à créer une fistule lombaire.

Ces notions théoriques nouvelles devaient conduire à des succès répétés. Les cas de Reliquet (Communic. au VIe Congrès de chirurgie) ceux de Lucas Championnière, de Clément Lucas, d'Israël, de von Bergmann et de Mac Cosh démontrèrent victorieusement la nécessité de l'intervention précoce.

Malgré tout, l'idée progressait lentement : on en jugera par ce fait que, lors de la discussion engagée en février 1890 à la *Société Médicale des Hôpitaux de Paris* à l'occasion de la communication de Féréol, personne ne parla du traitement chirurgical de l'anurie.

Cependant, la publicité n'a pas fait défaut à la méthode, en ces dernières années du moins. Le Dentu, dans son beau *Traité de la chirurgie des reins des uretères*, Félix Legueu, dans sa thèse si consciencieuse (th., Paris 1891) et dans d'autres travaux (Ann. gén. urinaires, 1891, etc.) consacrent des chapitres spéciaux à cette importante question.

En 1893, une thèse de Lyon, d'Edouard Michel, inspirée par M. le professeur agrégé Gangolphe établit les indications de la néphrotomie d'urgence: elle est suivie d'un article intéressant de M. Gangolphe, dans le *Lyon Médical*, janvier 1893.

En même temps, l'idée du cathétérisme rétrograde due à Israël de Berlin fait des progrès. Elle est mise en pratique par Lange de New-York et Le Dentu. La néphrotomie complétée par ce moyen d'exploration apparaît supérieure à l'incision du bassinet ou de l'uretère, ainsi que l'établissent Morris, Belfred, Le Dentu et Terrier.

Grâce à des progrès aussi marqués, auxquels il convient d'ajouter celui de la suture du rein, l'opération de la néphrotomie fut tellement transformée, que lors du dernier Congrès de chirurgie française tenu à Lyon en 1894, M. le Dr Picqué proclamait hautement sa bénignité. Les 10 cas récents que nous avons réunis dans notre thèse témoignent de ces progrès : une seule fois l'intervention a échoué, mais pour avoir été pratiquée trop tard (Demons).

Les Congrès de Rome et de Lyon tenus en 1894 ont été tous les deux l'occasion de discussions ayant trait au sujet qui nous occupe. Quelles que soient les idées divergentes des chirurgiens sur certains points du manuel opératoire, tous ont été d'accord pour reconnaître les bienfaits de la néphrotomie précoce, et nous sommes heureux qu'ils aient mis en relief les espérances que l'on peut et doit fonder sur l'avenir de cette belle opération.

DE
LA NÉPHROTOMIE
DANS L'ANURIE

CHAPITRE PREMIER

De l'Anurie chirurgicale

Il nous a paru nécessaire, au début de notre travail, de présenter une étude concise de l'anurie chirurgicale. Elle nous permettra de faire ressortir d'une manière plus saisissante le rôle de la néphrotomie et d'en établir les indications rationnelles.

Définition. — Rigoureusement parlant, l'anurie devrait désigner la suppression de la sécrétion d'urine, la rétention étant l'absence d'excrétion. Mais le sens d'anurie s'élargit beaucoup en clinique. Est atteint d'anurie tout individu n'ayant pas eu de miction depuis un certain temps et chez lequel l'urètre étant perméable, le cathétérisme intra-vésical n'amène pas d'urine.

La seule variété d'anurie qui nous intéresse est l'anurie chirurgicale ou par obstruction *(obstructive suppression* de Roberts, anurie par défaut d'excrétion de Lécorché).

Etiologie. — Le plus souvent d'origine calculeuse, elle est l'apanage des vieillards. Bien moins fréquente chez l'adulte, elle devient si rare dans le jeune âge que Rayer dans sa grande pratique n'a pu en réunir que 3 cas.

L'oblitération peut s'effectuer des deux côtés, et l'on sait en effet que les lésions calculeuses sont souvent bilatérales. Mais cependant, il arrive souvent aussi en clinique qu'on a l'occlusion d'un seul côté et que l'anurie s'établit grâce à l'insuffisance fonctionnelle du rein du côté opposé, à son absence ou encore à des phénomènes d'inhibition réflexe.

Le rein peut être absent d'un côté : quelquefois c'est une disposition congénitale (cas de Clément Lucas et de Willy Meyer *(*in *Medical Record*, 6 février 1892). Dans l'observation si remarquable de mon maître M. le professeur Poncet, il est permis de croire à un phénomène de même ordre.

Quelquefois aussi une lésion irréparable a détruit la fonction : ici interviennent la lithiase, la tuberculose et plus rarement le cancer. A titre exceptionnel on a cité des cas de : kyste hydatique (Murbeck), hydronéphrose (Rayer), dégénérescence cellulo-fibreuse (Chomel), transformation kystique (Duplay, in *Archiv. génér. médecine*, janvier 1888).

L'anurie calculeuse est due le plus souvent à l'obstruction de la partie supérieure de l'uretère. A ce niveau existe en effet un rétrécissement, signalé par Noël Hallé (th., Paris, 1887) et auquel M. Le Dentu a donné le nom de collet du bassinet ; il constitue un véritable point d'élection.

L'arrêt peut, mais bien plus rarement, se faire à la

partie moyenne du canal : celui-ci subit en ce point une couduro, il est vrai ; toutefois, il offre au niveau du détroit supérieur une dilatation fusiforme qui laisse le passage libre. C'est à peine si on compte 2 ou 3 cas d'arrêts de calculs en ce point (Secundi Mancini, Pruss et Bischoff).

Enfin, c'est à titre exceptionnel qu'on a trouvé le corps étranger oblitérant le canal près de son embouchure dans la vessie : M. Le Dentu cite le cas remarquable d'une oblitération double par des calculs de la grosseur d'une aveline encastrés dans les orifices vésicaux des deux conduits.

Il convient de dire que, dans la plupart des cas, l'oblitération du segment inférieur de l'uretère est due à la propagation d'un cancer de l'utérus ou de la vessie : plus rarement, elle est de cause exo-uretérale : tels sont les phénomènes de compression par des tumeurs abdominales de bonne nature, surtout chez la femme : les fibromes, les myomes utérins, les kystes de l'ovaire. Dans le cas remarquable de mon maître, M. le professeur Poncet, la déformation avait été engendrée par le déplacement d'un rein, l'autre rein étant, selon toutes probabilités, absent congénitalement ; cette observation, si intéressante et si complète, relate un fait unique dans la science.

Bonneau (th. Paris, 1893) signale un cas de compression par l'utérus gravide et Amodru *(Bulletin Soc. anat.,* 1875) celui de la compression des deux orifices inférieurs de l'uretère par un calcul intra-vésical.

Pour être complet, nous citerons la présence de caillots, de masses caséeuses et même ganglionnaires *(Caryophilis. Bullet. Soc. anat.,* 1887). Les malformations congénitales (coudures, torsions de l'uretère) prédisposent évidemment à l'oblitération ; et nous aurons terminé cet exposé étiologique avec les rétrécissements de l'uretère (th. de Tourneur, élève de Le Dentu, Paris, 1886, et de Noël Hallé, Paris, 1887) : ils sont dus en général à une cystite blennorragique ascendante et M. Le Dentu compare volontiers leur évolution à celle des salpingites.

En résumé :

1° Oblitération endo-uretérale : calculeuse surtout à la partie supérieure de l'uretère, cancéreuse le plus souvent dans son segment inférieur. Exceptionnellement des caillots, des masses caséeuses ou ganglionnaires peuvent produire l'obstruction.

2° Oblitération d'origine exo-uretérale. Les tumeurs abdominales de bonne nature, les déplacements du rein, la grossesse, etc., rentrent dans cette catégorie.

Mais disons immédiatement que le chirurgien aura surtout affaire, dans sa pratique, à l'anurie lithiasique ou cancéreuse : les autres causes ne peuvent être signalées qu'à titre un peu exceptionnel.

L'anurie dont nous venons d'étudier les diverses modalités est purement mécanique. Mais il en existe une autre variété : c'est l'anurie réflexe. Elle a été sujette à contestations. MM. Tuffier et Guyon, tout en admettant qu'elle existe, concluent à sa grande rareté et déclarent n'avoir pu en réunir que deux cas. Duffau-Lagarrosse *(Mercredi médical,* 21 décembre 1892) insiste également sur sa rareté. Cependant, nous devons l'admettre : ainsi que le fait bien remarquer M. Le Dentu, elle explique des cas d'anurie passagère : elle ne saurait s'adresser d'ailleurs à d'autres faits et l'on ne peut admettre par exemple, comme Van Swieten et d'autres auteurs que l'anurie réflexe puisse durer un jour ou même plusieurs heures.

Pour nous, nous admettons l'anurie réflexe : les cas d'Israël de Berlin, de Picqué et Broca, etc., notamment sont concluants à cet égard. L'expérimentation vient éga‑ lement à l'appui de son existence. Un physiologiste italien, Spalitta, procédant à la ligature d'un des deux uretères à une courte distance du bassinet, put amener la suppres‑ sion d'urine dans la moitié des cas. La présence du sucre dans les premières urines émises constitue, d'après cet auteur, une présomption en faveur de l'anurie réflexe.

Telles sont les deux grandes variétés de l'anurie chirur‑ gicale.

Physiologie pathologique. — Au point de vue de la physiologie pathologique, un grand caractère sépare l'anu‑ rie calculeuse de l'anurie cancéreuse. La première ne s'accompagne pas d'hydronéphrose par ce phénomène bien simple qu'elle s'établit brusquement et que, d'autre part, les fibres lisses uretérales sont des fibres à contraction lente. Il en résulte que la tension s'exercera immédiatement sur les cellules du rein et que la perte de la fonction s'effec‑ tuera plus vite dans cette variété d'anurie : il manquera en effet la phase préparatoire de l'hydronéphrose qui joue pendant un certain temps un rôle de protection à l'égard des cellules du rein.

C'est ce qu'ont nettement établi les expériences de James (*Edimb. med. journ.*, 1878), d'Hermann et Ludwig, et plus récemment de Conheim. Les examens nécrosco‑ piques confirment ces données expérimentales ; la liga‑ ture des deux uretères sur les animaux provoque la mort au bout de quarante‑huit heures ; on ne constate alors que de très légères dilatations des canalicules excréteurs.

Nous devons ajouter pour compléter cet exposé de physiologie pathologique que l'anurie (rarement complète) s'accompagne d'un abaissement du taux des matières excrémentitielles et de l'urée surtout, ainsi qu'il résulte des recherches de Regnard, d'Yvon, de Debove et Dreyfous.

Anatomie pathologique. — Les lésions du parenchyme rénal consécutives à l'anurie sont dues à un processus de néphrite interstitielle. Après une phase préparatoire d'hypertrophie par distension des calices et du bassinet et œdème du parenchyme, du moins dans les cas d'anurie à évolution lente (type cancéreux), l'aboutissant est toujours l'atrophie de l'organe.

Ainsi que l'ont bien établi les expériences de François Franck et Mercklen (th., Paris, 1881), de Strauss et Germont *(Archiv. physiol.*, 1882), de Jardet (th., Paris, 1882), d'une part, des foyers de sclérose s'ordonnent autour des tubuli et des vaisseaux ; d'autre part, les cellules nobles ou de fonction sont frappées d'atrophie. Tout concourt donc à créer le type morbide du rein contracté, à tel point que l'organe est quelquefois réduit à une simple coque fibreuse.

Symptomatologie. — Il nous reste à parler brièvement des symptômes de l'anurie chirurgicale : c'est là une question trop connue aujourd'hui pour que nous ayons besoin d'y insister avec beaucoup de détails.

Il existe deux phases dans son évolution. La première, dite de tolérance, a une durée variable de 5, 6, 7 et même 8 jours. — Circonstance très importante, la maladie revêt alors toutes les apparences de la bénignité et le chirurgien doit se mettre en garde contre un optimisme des plus dangereux. D'ailleurs, il faut savoir que la résistance à l'empoisonnement urémique varie beaucoup d'un sujet à l'autre. La science possède même quelques cas d'anurie prolongée : qu'il nous suffise de citer ceux d'Israël (anurie de 23 jours) de Debove et Dreyfous, de Schreiber, de Paget, de Tournié, dé Roberts et plus récemment l'observation présentée au Congrès de Rome 1894 par Kaëfer, (d'Odessa). Ainsi que nous l'avons fait ressortir plus haut, sous cette bénignité apparente se cachent des lésions graves du rein : le processus de néphrite interstitielle s'établit peu à peu et si l'on attend trop, le malade est incapable de profiter des bienfaits de la taille rénale à cause des désordres irréparables de la fonction. Le rein devient insuffisant et c'est à ces incertitudes, à cette expectation commandée par la bénignité apparente de la maladie au début, que l'on doit attribuer les échecs éprouvés par les chirurgiens qui pratiquèrent les premiers la néphrotomie pour anurie.

La conséquence pratique, c'est que l'exploration de la vessie doit en premier lieu guider le chirurgien, dans la conduite à tenir. La période de tolérance pouvant passer inaperçue, subjectivement du moins, il faudra toujours évaluer la quantité d'urine contenue dans la vessie. N'oublions pas en effet, que les statistiques nous montrent une mortalité de 71/100 du 5° au 25° jour de l'anurie et que l'intervention doit être par conséquent pratiquée à la hâte.

A la période de tolérance peut succéder de la polyurie, véritable débâcle consécutive à l'expulsion du calcul. D'après les statistiques, cette heureuse terminaison peut

2

s'effectuer 28 fois sur 100. Les urines émises sont très chargées en urée et **autres matières excrémentitielles.**

Mais le plus souvent, par conséquent, l'anurie suit son cours et aboutit à des phénomènes d'intoxication urémique. Alors apparaissent l'adynamie, la sécheresse de la langue, le hoquet, les sueurs, le ballonnement du ventre, le rétrécissement pupillaire, l'hypothermie. Ce dernier signe a manqué dans une observation publiée par Chapotot (*Lyon médical*, 10 janvier 1892) ; le cas est remarquable en ce que, sans cause connue, la température s'éleva à 30 ou 40 degrés en plein coma urémique.

A titre rare ou exceptionnel, Merklen a noté 7 cas accompagnés d'œdème des malléoles ; Féréol (*Soc. méd. Hôpitaux*, 24 octobre 1891) a signalé, symptôme ignoré jusqu'alors, une crise finale d'angine de poitrine. La mort survient généralement à la période d'intoxication. Dans l'anurie cancéreuse, l'évolution est moins rapide et précédée en général d'une phase d'oligurie : l'oblitération s'établit en effet lentement et progressivement tandis qu'elle est brusque dans la lithiase.

CHAPITRE II

Indications opératoires. — Diagnostic.

Un certain nombre de questions se posent à nous.
D'abord, le chirurgien peut-il ou non affirmer dans tous
les cas s'il est en présence d'un fait justiciable de l'intervention sanglante ?

a) *Questions principales concernant le diagnostic.* —
C'est là un point souvent délicat à élucider. En premier
lieu, il n'est pas toujours facile de distinguer l'anurie
chirurgicale de l'anurie médicale et plus spécialement de
la variété hystérique.

Plusieurs auteurs assignent à cette dernière une durée
plus longue (Charcot). M. Le Dentu déclare qu'on ne
doit pas se baser uniquement sur ce caractère. En effet,
l'anurie chirurgicale n'apparaît pas d'emblée dans la
majorité des cas ; de plus elle ne persiste pas toujours
d'une façon absolue et de petites décharges successives
d'urine peuvent permettre la prolongation des accidents
sans que la vie soit rapidement compromise.

Le praticien devra en somme se baser sur deux signes de diagnostic : d'une part, la coïncidence des accidents hystériques, et, de l'autre, l'absence d'antécédents propres à éveiller l'idée de lithiase. Peut-être pourrait-on y ajouter le ralentissement des phénomènes de désassimilation (diminution absolue du chiffre des matières excrémentitielles de l'urine). Et même alors qu'on peut avoir ces renseignements, cela ne suffit pas toujours, car l'anurie par obstruction peut être la première manifestation de la diathèse calculeuse.

Il existe d'autres causes d'anurie plus rares et signalées par M. Le Dentu : le traumatisme, les opérations de fistules vésico-vaginales, les hyperémies ou les néphrites consécutives à des opérations portant sur l'urètre et la vessie. La goutte, les fièvres graves peuvent être aussi quelquefois incriminées. Dans ce cas, l'examen soigneux du malade et les commémoratifs sont des auxiliaires précieux pour le diagnostic.

Mais malheureusement, dans bien des cas, le sujet arrive à l'hôpital en pleine urémie ; sous le coup des accidents cérébraux, il est incapable de renseigner utilement le chirurgien. C'est alors que celui-ci doit savoir se passer de renseignements. La douleur provoquée est un signe très important. Lloyd, Le Dentu et Jacobson attachent une grande importance à la percussion de la région lombaire ; elle est moins incertaine que du côté de l'abdomen et se pratique par un coup bref et décisif.

Cependant, en l'absence de signes douloureux, le chirurgien a encore un moyen à sa disposition. En effet, dans un article publié assez récemment (*Mercredi médical*, 25 juillet 1894), M. Félix Legueu a donné et utilisé avec succès un signe de haute valeur : c'est un mouvement de défense, une sorte de contracture de la paroi abdominale lorsque l'on pratique la palpation.

Si tous ces moyens échouent, le chirurgien peut se trouver fort embarrassé. Après la durée permise d'une expectation armée des moyens médicaux (grands bains, sédatifs, diurétiques, cataplasmes, chloroformes, etc.), il devra opérer. Il faut convenir alors que ce sera un tâtonnement, une intervention livrée au hasard. On devra donc d'abord pratiquer l'opération d'un seul côté. Si elle a été sans résultat, la gravité de la situation autorisera à opérer le rein du côté opposé. D'ailleurs un rein incisé est toujours utile.

Autre point important du diagnostic. Peut-on s'assurer qu'un rein est absent congénitalement ou qu'il a été détruit par une lésion grave ? Dans le second cas, les commé·moratifs, l'examen des urines peuvent être des auxiliaires précieux, notamment si l'on est en présence de la tuberculose, de la lithiase ou du cancer. Quant à la première question, on la résoudra souvent par exclusion après un examen complet du malade. En résumé, la ressource sur laquelle le chirurgien devra surtout compter est la suivante : le côté où apparaîtront les phénomènes douloureux (spontanés ou provoqués) devra être incisé. Daniel Mollière a justement insisté sur ce point dans une formule pittoresque : « Enfant qui crie n'est pas mort. »

L'anurie réflexe est, tout comme l'anurie mécanique, justiciable de la néphrotomie : l'incision du rein sympathisant amènera une détente dans l'état congestif du rein sympathisé et rétablira son équilibre circulatoire.

b) *Indications opératoires.* — Dans l'anurie mécanique, l'obstacle siège pour les 2/3 des cas, dans le bassinet ou à la partie supérieure de l'uretère. La néphrotomie est alors l'opération de choix. Elle ouvre une large voie à l'exploration du bassinet (et ce dernier est souvent le siège des calculs); de plus, au cas même où le corps étranger est engagé dans l'uretère un peu au-dessous du rein, on peut, grâce à des manœuvres de refoulement exécutées de bas en haut, le ramener jusqu'à l'orifice supérieur du conduit. Telle a été la conduite de Tuffier dans un cas remarquable présenté à la Société de chirurgie, 1892 : le calcul siégeait à 10 ou 12 centimètres au-dessous du rein. Tel aussi le cas de Bergmann *(Berl. klin. Woch*, 1887); le calcul était situé à 6 centimètres au-dessous du rein. C'est seulement lorsqu'il est nettement senti dans le bassinet que l'on peut inciser la paroi sur le corps étranger, quitte à pratiquer la suture après extraction.

Dans tous les autres cas, et ce sont de beaucoup les plus fréquents, on doit recourir à la néphrotomie.

Outre qu'elle ouvre la voie large à l'exploration, elle semble exposer moins souvent aux fistules consécutives que la pyélotomie ou que l'incision de l'uretère.

Cependant, il s'en faut que l'exploration de l'uretère donne toujours des résultats. Nous savons d'ailleurs que même lorsque le calcul occupe le bassinet, elle est souvent entourée de difficultés. Guyon *(An. génito-urinaires*, 1887) a dans une clinique, attiré l'attention sur la forme curieuse en croissant que prend le bassinet d'un rein calculeux. De plus, le calcul peut échapper à l'investigation s'il est encastré dans des cloisons fibreuses. Ou même, ces cloisons peuvent isoler complètement le corps étranger dans les extrémités en forme de cornes du croissant figuré par le bassinet. Il ne faut pas oublier aussi que la section de ces cloisons s'accompagne parfois d'un écoulement de sang assez considérable, ce qui constitue une difficulté surajoutée.

C'est pour toutes ces raisons que s'est fait jour l'an dernier une doctrine nouvelle due à MM. Pousson et Demons, de Bordeaux. Elle a fait l'objet de plusieurs communications : à l'Académie de médecine (séance du 9 janvier 1894) et aux Congrès de Rome et de Lyon de la même année.

MM. Pousson et Demons préconisent systématiquement l'incision du rein jusqu'au bassinet sans la faire suivre de l'extraction du calcul. Ainsi que le fait remarquer M. Pousson et il est aisé de s'en rendre compte en se reportant à l'étude de physiologie pathologique au début de notre travail, l'incision pratiquée à temps fait cesser la tension intra-rénale et par cela même sauvegarde l'élément sécréteur de l'organe.

Nous ne pouvons contester de semblables résultats. Mais, d'une part, la néphrotomie, suivie de l'exploration minutieuse des voies d'excrétion, peut profiter des mêmes avantages que l'incision simple, la fistulisation systématique.

D'autre part, il semble qu'il y a véritablement erreur de méthode à ériger en principe la non-recherche du corps étranger dans le traitement d'une anurie par obstruction. M. Félix Legueu (*Mercredi médical*, 25 juillet 1894) fait remarquer que l'avis de la majorité des chirurgiens est contraire à cette doctrine. M. le Dr Piqué, M. Broca, de Paris, dans une discussion engagée à ce sujet au Congrès français de Chirurgie tenu à Lyon en 1894 se sont prononcés nettement contre les idées de MM. Pousson et Demons. M. le D' Picqué tout récemment encore m'a fait l'honneur de m'exprimer les mêmes idées sur ce point de pratique chirurgicale.

Il nous apparaît bien à nous-même que c'est en désespoir de cause qu'il faut se résigner à créer une fistule lombaire. En effet, d'une part la recherche du corps étranger est loin d'être toujours infructueuse, et, de l'autre, on enlèverait à la néphrotomie son caractère essentiel d'opération libératrice pour en faire une intervention purement d'urgence. On commettrait en un mot une erreur de méthode.

Enfin, on est obligé de laisser persister une fistule pendant un temps plus ou moins long. Or, la levée de l'obstacle aux voies d'excrétion a pour avantage de permettre la suture consécutive qui est le moyen le plus sûr de parer aux dangers de fistule rebelle.

Tout au plus, la méthode de MM. Pousson et Demons pourrait-elle être (conçue dans l'esprit systématique qu'ils ont voulu lui imprimer) réservée aux cas d'oblitération d'origine cancéreuse, alors qu'il est par conséquent impossible de s'adresser à l'obstacle lui-même. Tel est du moins l'avis formulé par MM. les D' Picqué, Broca et Gangolphe au Congrès de Lyon 1894.

Cette question de l'intervention dans l'anurie cancéreuse est d'ailleurs loin d'être définitivement jugée. M. Le Dentu, le premier, après les expériences instituées sans succès par M. Dastre au Collège de France, a appliqué à l'homme la méthode de la greffe urétérale. Il a même imaginé et décrit dans son *Traité de la Chirurgie du rein et des uretères* un urinal spécial destiné à compléter l'opération et maintenu par une ceinture analogue à celle du bandage ombilical de Dolbeau. Son élève Trekaki s'est inspiré de ses idées et y a ajouté l'exposé d'expériences personnelles pratiquées sur des chiens avec un plein succès (voir séance de la Société anat. de Paris, 1892, et th., Paris, 1892).

Depuis, M. Le Dentu semble s'être désintéressé de la question et a émis au Congrès de Lyon, 1894, l'avis que l'opération était peu indiquée et surtout qu'elle donnait peu d'avantages, étant considéré l'état général des opérées; presque toujours en effet, on a alors affaire à des cancers de l'utérus arrivés à la dernière période.

S'ensuit-il que la méthode doive être abandonnée ? M. le professeur agrégé Jaboulay, de Lyon, ne le pense pas.

A la suite d'une observation personnelle (Jaboulay, *Gaz. hebdom.*, 8 octobre 1892), viennent des réflexions fort judicieuses sur le cas qui nous occupe. Pour M. Jaboulay, la création d'un méat urétéral dans l'anurie cancéreuse est aussi logique que la trachéotomie pour obstruction des voies aériennes supérieures. Si les causes d'insuccès tiennent, ainsi que le fait observer M. Le Dentu, aux mauvaises conditions dans lesquelles se trouvent les malades ; ne peut-on devancer ces phénomènes ultimes de la cachexie cancéreuse ? En opérant de très bonne heure, dès qu'apparaît de l'oligurie (et nous avons dit plus haut que celle-ci constitue la première phase de l'anurie cancéreuse), on peut bien certainement assurer à la malade une survie de durée très appréciable.

Lorsque l'anurie est due à la compression de l'uretère par une tumeur de bonne nature (kyste de l'ovaire, fibrome de l'utérus), la conduite la plus rationnelle consiste dans l'ablation de ces tumeurs.

Enfin, bien que rarement, on peut avoir affaire à des calculs siégeant à la partie inférieure de l'uretère. Si le calcul est senti par l'exploration du rectum ou du vagin, on peut faire l'urétérotomie au point précis où il siège, et procéder à la suture après extraction.

Dans le cas où l'exploration serait négative, on se résignerait à la création de la fistule lombaire. L'incision du rein a quelquefois pour effet de faire cesser un spasme enchatonnant le calcul et de favoriser par suite sa migration vers la vessie.

Mais il convient de traiter d'exceptionnelles les interventions par la voie vaginale ou par la voie rectale (cas de Ceci), quelque brillantes qu'elles paraissent.

De même nous ne ferons que citer, mais en les blâmant en plus, les tentatives d'abouchement de l'uretère au rectum ou au vagin. Sans parler de l'état d'irritation permanente entretenue par l'écoulement de l'urine sur ces muqueuses, ou s'exposerait ainsi, surtout pour ce qui concerne l'abouchement de l'uretère au rectum, aux accidents septiques les plus graves.

En résumé, étant donné, que l'anurie chirurgicale est le plus souvent d'origine calculeuse et que presque toujours alors le calcul siège à la partie supérieure des voies d'excrétion, la néphrotomie apparaît nettement indiquée dans la plupart des cas comme l'opération rationnelle ; elle peut dans les autres cas être utilisée comme intervention d'urgence.

CHAPITRE III

Manuel opératoire

L'opération est décidée. Nous l'étudierons en ayant soin de mentionner les perfectionnements récents du manuel.

Le malade est sur le côté sain ; la région à opérer est tendue grâce à un coussin placé sous le flanc du côté opposé, de façon à amener le rein plus facilement vers l'incision cutanée. On choisira la voie lombaire : elle rend l'accès plus facile sur l'organe et préserve des complications opératoires de la voie abdominale ou transpéritonéale.

Les téguments étant bien tendus, le chirurgien pratique l'incision. Nous n'insisterons pas sur les discussions qui se sont élevées au sujet de la direction à lui donner. Dans le désir d'être complet, nous avons cependant réuni en un petit tableau les incisions les plus connues.

Incisions de Simon. Incisions verticales antérieures.
    —   —   —   —   latérales.
    —   —   —   —   postérieures.
    — d'Ollier. Incision de Simon prolongée sur les côtes.
    — de Péan.   —   —   sur les fesses.
    — de Guyon. Incision en **L**.
    — de Poncet.   —   **⊢**.
    — de Gangolphe. Incision oblique suivant la bissectrice de l'angle formé par la masse sacro-lombaire et la dernière côte.
Incision de Le Dentu. Incision parallèle à la 12ᵉ côte.
    — de Czerny. Incision en dehors de la dernière côte.
    — d'Israël. Elle commence au bord antérieur de la masse sacro-lombaire et à un travers de doigt au-dessous de la 12ᵉ côte. Puis elle va parallèlement à cette côte ; elle se dirige vers le milieu du ligament de Poupart, se recourbe en dedans et se termine enfin au bord externe du muscle droit.

Sans entrer dans une discussion à ce propos, nous dirons que toutes les incisions peuvent être bonnes, pourvu qu'elles soient appropriées aux divers cas qui peuvent se présenter. Cependant, d'une façon générale, on préfère les incisions obliques, notamment celle d'Israël ; elles donnent plus de jour et permettent au besoin de pratiquer l'urétérotomie si le calcul siège assez bas dans le canal.

L'incision pratiquée, on explore l'organe. La palpation antérieure et postérieure est recommandée par Morris et Le Dentu. Il faut saisir le rein entre les doigts et non pas l'appliquer sur le psoas : de là on descend jusque sur l'uretère qui donne la sensation du canal déférent (N. Hallé). Si la palpation ne suffit pas, comme dans les cas de Marcus Beck, de Smith, de Franck, de Morris, on peut recourir à l'exploration du rein par l'acupuncture ;

M. Le Dentu conseille de la pratiquer par séries verticales sur le bord convexe et en enfonçant d'1 centimètre à 1 cm. 1/2 et demi à chaque ponction.

Autre question. Quel sera l'instrument choisi ? Le plus simple, le bistouri sera réservé aux cas où l'on n'aura pas à redouter l'hémorragie.

Dans les circonstances contraires, on pourrait utiliser le thermo-cautère, surtout en présence de phénomènes infectieux. Mais, ainsi que le fait remarquer M. Le Dentu, l'instrument s'éteint constamment dans les cavités de l'organe pleine de masses concrètes, de fibrine et de détritus divers. Aussi M. Le Dentu préconise-t-il pour les cas où l'on redoute l'hémorragie de puissants ciseaux qui coupent en mâchant et en écrasant.

L'incision sera faite sur le bord convexe de l'organe ; cette question a été fort étudiée par M. Tuffier (voir discussion entre Tuffier et Le Dentu, *Soc. chirurg.*, 1894). Les expériences intéressantes de M. Tuffier à ce sujet ont été consignées en partie dans la thèse de son élève Robineau Duclos (th. de Paris, 1889). M. Tuffier a résumé dans une sorte de tableau les avantages qui militent en faveur de l'incision sur le bord convexe.

Elle évite les gros vaisseaux.

Elle ouvre la voie plus large à l'exploration.

Elle fend le plus grand nombre de calices.

Elle se réunit plus facilement par première intention.

Elle compromet au minimum la vitalité des éléments du rein.

Ce dernier avantage est dû, ainsi que le fait remarquer Félix Legueu (th., Paris, 1891) à la disposition en éventail des éléments du rein. L'incision du bord convexe réduira au minimum les dangers d'atrophie consécutive, grâce à sa direction parallèle aux canalicules excréteurs.

Elle intéressera aussi le moins possible de glomérules. Enfin, en incisant le plus grand nombre de calices, elle ouvrira largement l'organe et facilitera l'exploration.

Ce n'est que dans des circonstances rares, que l'on sera autorisé à inciser une bosselure du parenchyme correspondant à un calcul, suivant le conseil de Le Dentu ; on tiendra la même conduite si le rein est aminci en un point ; on suivra alors la voie indiquée par le calcul qui a fait une partie du chemin.

Les hémorragies sont rares quand on prend la précaution d'inciser le bord convexe et de comprimer le pédicule rénal. On n'a guère noté que trois néphrectomies nécessitées par cette cause au cours de la néphrotomie (Sabatier, Mayo Robson, Desnos). C'est peu, étant donné le nombre des néphrotomies pratiquées en ces dernières années.

Cependant au cas où cet accident se produirait, le chirurgien ne serait pas désarmé. Il lui resterait en effet plusieurs moyens ; l'accollement momentané des deux lèvres de la plaie, les irrigations d'eau chaude (Jacobson), la compression avec une grosse éponge et, en désespoir de cause, la suture de l'organe.

En somme, les deux moyens de choix sont la compression du pédicule rénal et l'application des deux valves du rein. En combinant ces deux moyens, Tuffier a pu faire une néphrotomie presque à blanc.

Pour comprimer aisément le pédicule, il faut passer au-dessous de l'extrémité nférieure du rein. C'est la voie la plus large, la plus commode pour l'opérateur. Nous ne parlerons pas de la compression avec des pinces à mors munis de caoutchouc (Tuffier). Elle nous semble assez peu pratique.

Le rein étant bien ouvert, soigneusement détergé, l'opérateur extrait le calcul s'il siège dans le bassinet.

Lorsqu'il occupe l'uretère, le corps étranger n'est pas toujours facile a décoler par l'exploration bimanuelle. C'est alors que le cathétérisme pratiqué prudemment peut rendre d'éminents services sur lesquels ont insisté Israël, de Berlin et Le Dentu.

L'exploration se pratique avec précautions au moyen d'une sonde en gomme terminée par un embout métallique. Le choc du métal contre le calcul indique au chirurgien la situation exacte de ce dernier.

Le cathétérisme a révélé un calcul à la partie supérieure de l'uretère. Quelle conduite faut-il tenir ? S'il siège à l'embouchure même du canal, les doigts, ou une pince suffiront pour l'extraire. Mais s'il est situé plus bas ? Les cas remarquables de Bergmann et de Tuffier nous permettent d'espérer que des manœuvres de refoulement de bas en haut pourront nous rendre maîtres du calcul dans bien des cas.

Une simple pince ou une série de pinces courbées en divers sens pourront être utiles alors (Le Dentu) ou bien enfin, on pourrait recourir en désespoir de cause aux curettes variées construites à cet offet par Lange, de New-York, et Le Dentu (voir Le Dentu, *Chirurgie des reins et des uretères*).

Enfin, si le calcul ne peut être extrait par ces moyens, on pratiquera l'urétérotomie sur le corps étranger. Après son extration, il faudra procéder à la suture de l'uretère, ainsi que M. Poirier semble l'avoir pratiquée pour la première fois en France.

Toutefois, on ne devra pas oublier que l'incision du conduit et même celle du bassinet exposent plus aux fistules consécutives que la taille du rein.

Doit-on suturer après la néphrotomie et vérification faite de la perméabilité de l'uretère ?

La question mérite d'être posée, car indépendamment de la théorie de MM. Pousson et Demons, pour le cas qui nous intéresse, la suture du rein n'est pas entrée depuis longtemps dans la pratique chirurgicale. C'est tout au plus si M. Legueu dans son excellente thèse fait mention de deux faits de M. Le Dentu, un de Czerny, un de Herckzel et enfin un de M. Poirier. Le succès fut d'ailleurs complet et sans aucune filtration consécutive d'urine.

Depuis lors, M. Legueu (*Mercredi médical*, juillet 1894) a publié une observation personnelle de néphrotomie pour anurie calculeuse dans laquelle il pratiqua la suture toujours avec un plein succès ; il préconise une conduite semblable en pareil cas. En effet, le chirurgien retirera de cette pratique un double avantage.

D'une part, l'hémostase sera plus parfaite ; de l'autre, on évitera l'écueil d'une fistule consécutive.

Le chirurgien ne devra pas pratiquer la suture sans avoir au préalable soigneusement désinfecté la cavité opératoire et vérifié la perméabilité de l'uretère au moyen du cathétérisme rétrograde pratiqué avec prudence. Le Dentu, Lange, de New-York, Tuffier (voir thèses Robineau Duclos, Paris 1889, et th. Récamier) en font le complément indiscutable de toute incision du rein que l'on vout faire suivre d'une réunion complète et immédiate. La suture exécutée sans précautions expose à certains accidents. Ainsi que l'a bien établi Tuffier (V. *Soc. anat.*, 1888, et figures de la thèse de Robineau Duclos), lorsque les fils sont trop serrés, des phénomènes assez graves peuvent survenir, étant donné l'état congestif des lèvres de la plaie au moment où l'on fait la décompression du pédicule rénal.

L'organe augmente de volume; les deux valves s'appliquent étroitement et il en résulte, soit une sclérose consécutive rayonnant depuis les points où la ligature étrangle les tissus, soit, ce qui est bien plus grave encore, une section de parenchyme d'autant plus redoutable que le rein est très vascularisé.

Suivant les conseils de M. Tuffier, on choisira un catgut assez gros, le numéro 3; la striction sera très modérée, puisque l'organe doit subir un afflux congestif qui par lui-même suffira à assurer la coaptation des deux valves du rein. Ainsi qu'il résulte des expériences de Le Dentu et Tuffier, le résultat hémostatique est parfait dans ces conditions.

On fera la réunion par première intention au moyen de 4 points de suture passés en plein parenchyme. Les sutures superficielles et profondes seront modérément serrées. Enfin les plans musculaires seront réunis au catgut et la peau au crin de Florence.

Le drainage extra-rénal devra être continué pendant dix à quinze jours : au besoin, on le prolongera jusqu'à ce qu'on n'ait plus à craindre le passage de l'urine.

Le pansement, suivant les conseils de Le Dentu sera fait au moyen de substances antiseptiques et absorbantes à la fois, dans le but de parer aux suintements d'urine.

Toutefois pendant les deux ou trois premiers jours, on devra également, après régularisation de la plaie opératoire et application de deux drains, faire un tamponnement à la gaze iodoformée.

CHAPITRE IV

Suites opératoires.

Les suites opératoires sont généralement fort simples.
Les premiers jours, l'opéré rend une faible quantité
d'urine sanguinolente. Les phénomènes généraux s'amen-
dent peu à peu et la miction se régularise vers le cinquième
ou le sixième jour.

Généralement, et c'est là un phénomène curieux sur lequel
ont insisté les auteurs, on assiste tout d'abord à des symptômes de polyurie dus à l'incision de l'organe : une quantité considérable d'urine inonde le pansement.

Ce pansement sera fait à plat : peu à peu, on raccourcit
les drains. Enfin quelques auteurs ont conseillé de faire
des injections dans le bassinet en vue de rétablir le cours
des urines.

En résumé, ces suites opératoires sont fort simples ;
c'est un fait sur lequel a insisté Guyon dans une belle clinique et un peu plus tard Noël Hallé dans sa thèse remar-

quable (th., Paris 1887). Il a été aussi hautement pro-
clamé par M. le Dr Picqué, de Paris, dans une séance du
Congrès de chirurgie tenu à Lyon en 1894.

Opération sans gravité, applicable même dans le cas d'un
mauvais état général, elle peut, alors qu'on n'a pas incisé le
bon rein, rendre à ce rein incisé une partie de la fonction
qu'il avait perdue. N'oublions pas la formule suivante :
« rein incisé est un rein utile » et suivant les judicieuses réflexions de M. Guyon, un seul rein insuffisant peut entraîner
de graves dangers, alors que deux reins malades peuvent
être utiles et procurer un fonctionnement capable d'assurer
l'existence.

C'est là affirmer hautement la supériorité de l'incision
du rein sur la néphrectomie qui cependant si longtemps
a régné sans contestation ; et l'on ne peut mieux terminer
l'éloge de la néphrotomie qu'en disant d'elle avec Noël
Hallé *(loc. cit.)* : c'est une opération prudente, inoffensive,
curatrice.

CHAPITRE V

Statistique et Conclusions.

Nous avons réuni dans ce chapitre les indications concernant les résultats de la néphrotomie.

Nous devons dire au préalable que ces résultats ne concordent pas toujours. En effet, les statistiques qui se rapportent aux premières interventions doivent accuser une mortalité trop forte, pour les raisons mentionnées plus haut. En outre, ce qui fait varier ces statistiques, c'est que les décès signalés par quelques unes tiennent quelquefois à des conditions indépendantes de l'opération elle-même.

C'est ainsi que Hartmann donne une mortalité de 18 sur 44 cas, soit une moyènne de 41/100. Ces chiffres sont évidemment bien trop forts. Bergmann est beaucoup plus près de la vérité (22 morts sur 93 cas, soit une léthalité de 23,65/100. Brodeur a noté un seul décès sur 23 cas. Sur 40 néphrotomies pour rein sain, Félix Legueu trouve

3 morts, et encore un de ces trois cas (cas de Pick) ne peut entrer en ligne de compte, l'opéré ayant succombé à la phtisie pulmonaire.

Il convient de séparer nettement les résultats de la néphrotomie pour rein sain ou pour rein abcédé. C'est ce que fait remarquer Tuffier (article NÉPHROTOMIE du *Traité de chirurgie*). Sa statistique comporte 22,6/100 de mortalité et comprend 259 cas. Les affections septiques du rein fournissent un chiffre plus fort (23,3/100) que les opérations aseptiques (18,8/100 de mortalité).

Jusqu'ici nous n'avions envisagé les résultats de la néphrotomie que d'une façon générale. Pour le cas spécial qui nous occupe, la néphrotomie dans l'anurie, il est à supposer, *a priori* que l'opération donnera des meilleurs résultats étant donné que dans la majorité des cas on se trouve en présence d'un rein sain.

La statistique de MM. Pousson et Demons (voir communication à l'Académie de médecine, séance du 9 janvier 1894) nous semble peu conforme aux résultats actuels de l'opération. Sur 18 cas dont 3 personnels ils trouvent 6 décès, soit une mortalité de 33,3/100 ; ils ajoutent cependant que la mortalité s'abaissera encore lorsque la question sera mieux élucidée. Toutefois, si l'on songe que les cas d'anurie abandonnés à la nature ou au traitement médical donnent, d'après Legueu, une mortalité de 71,5/100 on conviendra déjà des immenses services rendus par l'opération.

MM. Pousson et Demons font remarquer que les succès iront progressant à mesure que la néphrotomie sera mieux réglée dans ses indications et dans son manuel.

Il suffit pour s'en rendre compte d'examiner les observations qui font suite à notre travail. Sur 10 cas originaux réunis par nous pour ces trois ou quatre dernières années, nous avons trouvé un seul décès (cas de Demons) inter-vention tardive au 9° jour de l'anurie.

Si nous voulons trouver des échecs il faut en général nous adresser aux statistiques comprenant les premières opérations.

En effet, la statistique d'Edouard Michel, par exemple (th., Lyon, 1893) comprend 4 décès sur 11 cas. Ces quatre décès sont imputables à des lésions graves du paren-chyme rénal ayant créé l'insuffisance. Or, le retard apporté à la néphrotomie est la vraie cause à incriminer : nous savons en effet, que ces lésions apparaissent très vite dans l'anurie calculeuse par exemple, pour les rai-sons que nous avons fait valoir plus haut.

La reprise de la fonction s'effectue dans un délai varia-ble. Assez souvent, on observe la persistance d'une fistule pendant un temps plus ou moins long.

Guyon, dans une de ses cliniques, pense que l'opéra-tion donne rarement des fistules de longue durée. Sur 130 cas de néphrotomie, il n'en relève que 8 de fistule permanente. D'un autre côté, si l'on observe quelquefois des fistules temporaires, on peut dire que quelques jours ou quelques mois tout au plus suffisent à fermer ces fistules. D'ailleurs, c'est là une infirmité parfaitement compatible avec une bonne santé. En tout cas, l'état général étant satis-faisant, on peut toujours réserver sa décision à cet égard.

On peut donc dire avec Guyon que le danger de fistule rebelle si reproché à la néphrotomie a été exagéré. Cepen-dant, si l'on s'en rapporte aux statistiques plus récentes de Legueu, cette infirmité s'observe assez souvent, mais

seulement pour une certaine période. Sur 20 néphrotomies, Legueu a trouvé 11 guérisons sans fistule et 9 cas
de fistule consécutive, d'une durée ayant varié d'une à
plusieurs semaines ou même un an, comme dans le cas
de Morris.

Sur 27 néphrolithotomies (Legueu) l'opération ne fut
pas suivie de suture dans 8 cas : pour ces 8 cas, on
a eu 5 fistules consécutives ayant duré depuis une
ou plusieurs semaines jusqu'à quelques mois ou même
un an.

Mais, si au lieu de se reporter à deux ou trois
ans en arrière, on envisage la question au point de
vue actuel, on verra qu'elle a été bien modifiée. Ainsi
que l'ont remarqué plusieurs auteurs, (Herczel, Poirier,
Le Dentu, Keetley, Jacobson, etc.) la suture du rein doit
contribuer largement à diminuer cette infirmité.

Félix Legueu (*Mercredi médical*, 25 juillet 1894)
insiste avec raison sur l'opportunité de la suture, pourvu
qu'on la fasse précéder d'une précaution indispensable, le
cathétérisme rétrograde ; celui-ci, conduit prudemment,
permet de vérifier la perméabilité de l'uretère. La
suture de l'organe a donc pour résultats de parer à l'hémorragie et à l'infirmité désagréable, sinon dangereuse, d'une
fistule consécutive.

En ce qui concerne cette dernière complication, si nous
nous reportons aux chiffres de statistique contenus dans
la thèse de Legueu, nous voyons que : 1° sur 4 pyélotomies
pratiquées avec suture, dans 2 cas (Herczel) on note une
guérison sans fistule et une autre guérison accomplie
rapidement, bien que les sutures aient lâché. Les deux
autres cas donnèrent les résultats suivants : le malade de

Poirier garda ses sutures intactes jusqu'à la mort et celui d'Yvernaux guérit sans fistule.

2° Sur 6 néphrotomies suivies de suture (Le Dentu 2 cas, Keetley, Israël, Jacobson, Percks), on n'a noté qu'un seul échec (un malade de Le Dentu); il s'ensuivit une fistule persistant pendant trois mois. Chez tous les autres malades, la réunion s'effectua par première intention.

Pour résumer ce chapitre de statistique, nous trouvons, quant aux résultats généraux de l'opération une moyenne de 23,3/100 de mortalité dans les affections septiques : les opérations aseptiques donnent une mortalité de 18/100.

Quant au cas spécial de la néphrotomie pour anurie, en joignant nos observations aux cas d'Edouard Michel, on arrive à une proportion de 20/100 environ pour la mortalité. Mais ce chiffre est, on peut le prévoir, appelé à baisser encore, car la léthalité est imputable surtout aux premières interventions, alors que la néphrotomie était peu connue, tant au point de vue de ses indications que du moment où elle devait se pratiquer.

Les chiffres concernant la question des fistules consécutives sont encore un peu récents, un peu trop d'actualité pour que l'on puisse se prononcer catégoriquement. Cependant, il est assez important de mettre en parallèle les néphrotomies suivies ou non de suture du rein. Dans la moitié des cas environ, on observe des fistules de durée variable si l'on n'a pas eu le soin de suturer l'organe. Lorsque la suture a été effectuée, on a eu 4 succès sur 4 pyélotomies et 1 seul échec sur 6 néphrotomies.

La conclusion, c'est que la néphrotomie, avec les pro-

grès qu'elle a faits jusqu'à ce jour, constitue une magnifi·
que opération. Bénigne par elle-même, elle sera de plus en
plus exempte de la complication des fistules. Quant à ses
résultats directs, il n'est guère d'opération qui lui soit
supérieure, puisque, outre son peu de danger, elle permet de rétablir la fonction, tout en respectant l'organe.

OBSERVATION I

*Néphrotomie pour anurie par coudure, par déformation de
l'uretère droit. — Rein droit déplacé, très probablement
unique. — Néphrotomie par M. le professeur Poncet.
— Guérison. (Observation communiquée par M. le
Dr Garry, ancien chef de clinique à la Faculté).*

Mme F.... femme de quarante ans, mariée depuis quinze ans, sans
avoir jamais eu d'enfant, ni de fausse couche ; elle a été bien
réglée, n'a pas eu de maladies antérieures acquises ou hérédi-
taires. Mère morte à quatre-vingt-quatre ans d'un squirre du
sein. Père mort on ne sait de quoi (sa fille avait alors vingt-deux
mois). Les cinq enfants issus de ce ménage sont tous vivants et
bien portants.

Mme F..., mariée à un apprêteur de la rue Bossuet, était d'une
santé florissante ; elle avait un peu engraissé depuis quelque
temps. Sans s'occuper de travaux pénibles, elle présidait néan·
moins au mélange amidonné qui constitue l'apprêt et soutenait
quelquefois des seilles assez lourdes. C'est ce qui lui arriva
notamment vers le milieu de février. Elle se rappelle avoir fait
des efforts considérables pour transporter les seilles d'apprêt et
avoir ressenti des douleurs vives dans le ventre, comme si elle
avait eu quelque chose de rompu. Toutefois, elles s'étaient à peu
près dissipées, quand elle s'enrhuma nettement le 16 février : elle
eut de violentes quintes de toux, de la fièvre. Son médecin habi-

tuel appelé, prescrivit de l'antipyrine. Le lendemain matin, 17 février, l'état était plus mauvais. Il y avait des coliques et des vomissements. La miction se faisait à de longs intervalles, mais la constipation était absolue, et les jours suivants, malgré l'emploi de purgatifs variés, il fut impossible d'obtenir une selle.

Enfin, à force de lavements et de pilules purgatives, on put vaincre la constipation, mais les douleurs, très vives, restèrent localisées dans l'hypocondre droit et le diagnostic du médecin traitant fut : coliques hépatiques. Son traitement soulageant peu la malade, elle prit le parti de changer de médecin.

Appelé le 2 mars auprès de Mme F..., je la trouve dans l'état suivant : Elle est agitée, énervée, n'a pas dormi depuis plusieurs jours à cause de douleurs continues avec périodes d'exacerbation qu'elle éprouve dans l'hypocondre droit et qui s'irradient dans le bas-ventre et l'épaule droite. Elle ne va plus à la garde-robe depuis quelques jours et a des vomissements à chaque instant. L'estomac ne tolère ni aliments, ni boissons. Elle urine librement, mais peu ; un demi-litre environ en vingt-quatre heures, d'une urine claire, limpide, un peu plus foncée que d'habitude. Le pouls est à 84, la température à 37°5.

A l'examen de la région douloureuse, on perçoit une masse dure, rénitente, occupant tout l'espace compris entre l'ombilic, les fausses côtes, le carré lombaire et la fosse iliaque. Cette tuméfaction a le volume d'une tête de nouveau-né. Les douleurs s'exaspèrent si on la comprime. Elle ne présente aucune fluctuation. Le diagnostic est tout d'abord hésitant entre une cholécystite aiguë, une typhlite et une hydronéphrose.

La dilatation aiguë de la vésicule biliaire par calcul engagé dans le cholédoque me paraît peu probable. Il n'y a pas de subictère ; les selles n'ont jamais été décolorées ; il n'y a pas de pigment biliaire de l'urine. D'autre part, la tumeur plonge trop profondément du côté de la fosse iliaque. Il ne paraît pas non plus y avoir d'hydronéphrose ou de coliques néphrétiques.

La tumeur était dure, non fluctuante et les douleurs avaient plutôt les allures intermittentes des coliques intestinales voyageant de droite à gauche jusqu'à l'anus. L'urine examinée est dense, foncée en couleur, sans trace de pigments bilieux, mais avec beaucoup d'indican.

Bref, je penche pour l'obstruction de la première portion du côlon et je donne à la malade des lavements morphinés pour calmer les douleurs ; puis, une fois les douleurs calmées, je donne des cachets purgatifs de calomel et scammonée qui ne sont pas vomis et amènent une véritable débâcle. La malade est très soulagée et n'a plus dès lors de vomissements ni de douleurs spontanées, mais l'empâtement sous-hépatique persiste à un haut degré. La tuméfaction n'a diminué que d'un tiers au plus et il semble qu'il y a autour du coude du côlon une grosse corde d'induration molle, douloureuse ; bref, un foyer de péritonite localisée. Pas de fièvre toutefois : état toujours un peu saburral et nauséeux ; pas d'appétit ; les boissons froides sont bien conservées ; pas de vomissements ; pas de douleurs spontanées. Température rectale, 37°5 le matin. Pouls, 120. On applique un large vésicatoire au niveau de toute cette zone empâtée. Les jours suivants, l'état général continue à s'améliorer. En même temps survient sur le ventre, les cuisses, le tronc, un érythème scarlatiniforme avec sensation de prurit modéré.

Vers le 6 mars, cet érythème, dû à une intoxication par des toxines élaborées dans le tube digestif et peut-être déjà par insuffisance de la dépuration rénale, se mit à desquamer par larges plaques : la desquamation, qui se fit presque sur tout le corps comme dans une scarlatine intense, ne fut terminée que huit ou dix jours après. Telle était la situation au 7 mars quand brusquement la malade fut prise d'anurie ce jour-là, en même temps que des douleurs réapparaissaient dans l'hypocondre droit, mais assez peu intenses. La malade qui se levait déjà fut ramenée au lit. On lui administra des diurétiques, mais les vomissements avaient reparu et tous les liquides étaient vomis, sauf de petits fragments de glace et quelques gorgées d'eau glacée. Il n'y avait plus de doutes : ce n'était plus le côlon qui était le siège primitif du mal : c'était le rein qui s'était déplacé, probablement au commencement du mois, lors de ce craquement que la malade avait ressenti. L'uretère s'était coudé et le bassinet distendu peu à peu de façon à produire une hydronéphrose d'un certain volume. Le tout avait comprimé le côlon ascendant, amené un certain degré d'obstruction intestinale et de péritonite sous-hépatique.

Le traitement employé jusqu'ici avait triomphé de l'obstruction intestinale, mais la tumeur molle que l'on sentait sous le foie était le rein distendu et déplacé. Je m'efforçai de le remonter, de le faire rentrer dans sa loge sans y parvenir, bien que la pression n'y fût que très modérément douloureuse.

L'anurie était complète depuis quarante-huit heures; probablement que le rein gauche ne sécrétait plus d'urine sous l'influence d'un réflexe parti du rein droit. Ne pouvant donner de diurétiques par la bouche, j'administrai des lavements de décoction de pariétaire avec 4 grammes de nitrate par litre. Est-ce l'influence du nitrate, est-ce la position couchée, le siège relevé, toujours est-il que brusquement l'urine se mit à couler et que dans la nuit la malade urina plus de 2 litres d'une urine un peu foncée dans laquelle je ne trouvai rien d'anormal que la présence d'un peu d'indican et d'un très léger nuage d'albumine. On était au 10 mars : l'anurie avait duré cinquante-deux heures exactement ; dès ce même jour, tous les symptômes d'intoxication urinaire disparurent comme par enchantement.

Le pouls qui était à 120 revint à 90; la langue se déchargea ; plus de nausées ; plus de vomissements. L'appétit reparut et les garde-robes devinrent régulières. Du côté de l'hypocondre, la tumeur avait manifestement diminué; elle n'avait plus que le volume d'une grosse orange, c'est-à-dire le 1/3 environ de son volume primitif. On se rappelle que le côlon en se vidant lui avait enlevé le tiers de son volume; cette débâcle d'urine parut lui avoir enlevé un deuxième tiers. Il ne restait donc plus que le rein en état d'ectopie, et comme dans l'urine je n'avais trouvé ni sang, ni acide urique libre, ni même dépôt d'urates, j'en avais conclu que l'anurie transitoire de ma malade était due exclusivement à la coudure de l'uretère et non pas à un calcul rénal.

La malade voulut se lever le même jour et je n'avais aucune bonne raison pour la laisser au lit ; je pris néanmoins la précaution de lui faire poser une ceinture hypogastrique pour s'opposer à une nouvelle descente du rein. Tout alla bien pendant cinq jours, c'est-à-dire du 10 au 15 mars; j'avais revu la malade le 12 la considérant comme guérie et je m'apprêtais à lui faire une dernière visite quand on me rappela d'urgence le 15. L'anurie avait reparu. La malade me raconta qu'elle s'était laissé entraîner à manger beaucoup la veille au soir d'un plat de civet, qu'elle avait eu une indigestion la nuit avec vomissements et diarrhée et que depuis l'urine n'avait pas reparu.

Je recommençai par donner des purgatifs pour balayer l'intestin; puis la malade dut se contenter de prendre exclusivement de petites gorgées de boissons glacées, car toute boisson prise en certaine quantité était vomie peu après. On donna de nouveau des lavements de nitrate, on y ajouta de la teinture de digitale, de la théobromine; on réussit même à en faire prendre par la bouche et tolérer par l'estomac.

Tout fut inutile; l'anurie fut complète, définitive. En même temps, le rein avait considérablement augmenté de volume; il formait un globe de 16 à 18 centimètres de diamètre assez douloureux à la pression et cette fois-ci manifestement fluctuant. Il y avait peu de douleur spontanée et la malade se trouvait beaucoup mieux sur une chaise ou un fauteuil ou même debout qu'au lit où elle ne restait que la nuit, y trouvant même quelques heures de sommeil. Je patientai jusqu'au cinquième jour, variant mes moyens d'action, espérant une débâcle qui ne se produisait pas. Quand je vis que définitivement il n'y avait pas à compter sur le traitement médical, que d'autre part, ma malade s'intoxiquait de plus en plus, le pouls devenant rapide à 140, avec de l'insomnie, du subdelirium, les pupilles contractées, je jugeai que la mort était fatale dans le délai d'une semaine environ si l'on ne rétablissait pas la fonction urinaire par une intervention chirurgicale.

Aussi, après avoir délibéré avec M. F...., nous eûmes recours au Dr Poncet, professeur de clinique chirurgicale à la Faculté, qui vint examiner la malade le soir du cinquième jour, confirma absolument le diagnostic d'hydronéphrose et décida la néphrotomie pour le lendemain matin.

L'opération est pratiquée le 21 mars au matin; la température

rectale est de 37°,8. L'examen de la région rénale gauche no
révèle aucune particularité; on ne sent pas le rein. La pression pro-
fonde ne provoque aucune douleur. La malade fut anesthésiée par
l'éther; l'opération fut pratiquée par M. Poncet, assisté de
MM. les D** Carry et Curtillet, son chef de clinique.

Néphrotomie para-péritonéale. Incision en ⊢. Arrivée sur le
rein qui est dur, tendu, sans fluctuation et qui a sensiblement le
volume des deux poings. Coup de trocart à hydrocèle ; flot de
sang, probablement d'urine fortement teintée de sang. Incision de
4 à 5 centimètres avec la pointe du bistouri portant probablement,
par suite de la déformation et du déplacement du rein, sur la face
postérieure de l'organe et non exactement sur le bord convexe.
Issue d'un flot de liquide rouge (sang et urine). Epaisseur du
parenchyme rénal de 3 à 4 centimètres au moins. L'index pénètre
dans une cavité assez grande formée par le bassinet et l'uretère.

En dehors de la dilatation, on ne sent rien de particulier : *pas de
calculs.* Hémorragie abondante arrêtée par la compression (main
gauche appliquée à plat sur la paroi abdominale et refoulant le
rein, main droite avec gros tampon pénétrant dans le fond de la
plaie). Tamponnement à la Mikulicz avec parapluie de gaze stéri-
lisée et lanières de gaze iodoformée, pansement compressif.

Immédiatement après l'opération, le sondage de la vessie donne
un gros dé de sang d'odeur urineuse. Quelques heures après l'opération, le malade se met à uriner par la vessie et cette urine pesée
atteint en vingt-quatre heures le chiffre de 1500 grammes; le
21 au soir, le pouls = 124, la T = 38°2.

22 mars. — Matin T = 37,8, Pouls = 120. Soir T = 38°,3
Pouls = 132. Urine en vingt-quatre heures = 1100 grammes.

23 mars. — Soir T = 37°.5. Pouls = 130. La malade n'a pas
uriné de la journée.

24 mars. — Soir T = 37°,6, P. 120. La malade n'a toujours
pas besoin d'uriner. Il est vrai qu'on a dû changer toutes les
pièces extérieures du pansement ainsi que les serviettes qu'on
dû ajouter par dessus dans la journée. La vessie est distendue. Une
sonde de caoutchouc introduite amène un demi litre d'urine fran-
chement purulente.

25 mars. — Soir P = 125. T = 37°,8; a uriné 650 grammes. On est obligé de mettre 4 serviettes éponge par dessus le pansement ; elles sont traversées en douze heures; ce pansement est renouvelé deux fois par jour. On lave la vessie à l'acide borique 40/1000.

26 mars. — Soir P. = 120; T = 37°,5. A uriné 1550 grammes en vingt-quatre heures et la plaie laisse toujours suinter de l'urine en abondance. Lavage vésical.

27 mars. — Soir P = 108; T = 37°,4. A uriné 700 grammes en vingt-quatre heures. A partir de ce jour, on ne prend plus la température qui est normale.

L'état général est excellent; la langue s'est dépouillée de son enduit suburral; l'appétit renaît, le sommeil est bon, les fonctions intestinales parfaites sans purgatifs. L'urine continue à suinter abondamment à travers le pansement. La vessie en évacue chaque jour une quantité qui va toujours en décroissant. Cette urine est lactescente et a une odeur un peu ammoniacale; elle est alcaline au tournesol. C'est pourquoi, à partir du 25 mars, on a fait matin et soir un lavage à la solution boriquée 40/1000. On enlève quelques-uns des tampons de la plaie.

4 avril.—La malade n'a uriné que 250 grammes en vingt-quatre heures. On enlève tous les tampons ; ils sont très fétides.

5 avril. — Elle n'a uriné qu'une trentaine de grammes de pus.

6 avril. — Anurie complète. Il faut néanmoins faire passer 2 litres de solution boriquée avant que le liquide revienne parfaitement limpide.

7 et 8 avril. — Même anurie. Le lavage vésical est toujours fait minutieusement matin et soir, jusqu'à ce que le liquide ressorte limpide sans grumeaux de pus.

9 avril. — La malade a uriné seule une trentaine de grammes d'urine purulente. L'état général est parfait.

10 avril. — Anurie.

11 avril. — A uriné 90 grammes.

12, 13, 14, 15 avril. — Le lavage vésical n'amène plus de pus. On le supprime.

16 avril. — 50 grammes d'urine en vingt-quatre heures. Toujours purulente, mais sans odeur.

17, 18, 19. 20. — Anurie. Depuis le 4 avril, où l'on a enlevé les derniers tampons, l'issue de l'urine par la plaie est tellement abondante qu'il a fallu adapter par-dessus un pansement assez mince à la gaze iodoformée, un véritable urinal de femme adapté à la région et qui empêche la malade d'être continuellement baignée par l'urine.

La cicatrisation a marché rapidement et la plaie opératoire bourgeonne admirablement et se rétrécit de plus en plus. Du 20 au 28 avril, l'urine commence à être éliminée de plus en plus par la vessie. On fait prendre 2 grammes de salol par jour.

A partir du 29 avril, il ne passe plus d'urine par la plaie opératoire qui n'a plus que 3 centimètres de profondeur et 2 de longueur, la largeur étant nulle quand les deux lèvres sont accolées La vessie évacue régulièrement 1 litre 1/2 d'urine en vingt-quatre heures. Cette urine est peu colorée, toujours un peu lactescente.

On en laisse reposer une certaine quantité chaque jour dans une éprouvette et le dépôt purulent diminue peu à peu de hauteur.

Le 8 mai, la malade est prise brusquement la nuit de vomissements et de diarrhée, et de nouveau l'urine est supprimée. Le lendemain matin, 9 mai, je constate que les tissus indurés qui relient la plaie opératoire au rein sont empâtés et douloureux. J'introduis dans le trajet fistuleux un fin cathéter métallique et immédiatement après l'avoir retiré, l'urine se met à couler par la fistule. La température était de 38°,4. le pouls 120. Il y avait donc rétention par oblitération du trajet fistuleux, gonflement du bassinet qui avait de nouveau oblitéré l'uretère. Dans la même journée, l'uretère fut désobstrué, l'urine repassa en partie par la vessie, mais la zone indurée resta douloureuse au toucher plusieurs jours ; quelques jours après, la température qui s'était élevée jusqu'à 39 degrés revint à la normale. En même temps, l'urine cessa de couler par la plaie pour passer complètement par la vessie. Le 24 mai, les mêmes accidents se produisirent, coïncidant avec la réapparition des époques. Je fus prévenu immédiatement, je cathétérisai de nouveau le trajet fistuleux, ce qui fut plus difficile, car la plaie était complètement cicatrisée. Je pus cependant y introduire le n° 1 des stylets de Bowmann et je dilatai ultérieurement avec une tige de laminaire. L'urine se remit à passer par la vessie et le trajet fistuleux s'oblitéra à nouveau.

La malade partit ensuite pour la campagne et s'y porta très bien. Cependant, elle eut de nouveau de la tension de la masse indurée enserrant le trajet fistuleux à chacune de ses époques, c'est-à-dire au 20 juillet et au 18 août. Toutefois il n'y eut pas d'issue d'urine par la fistule et il n'y eut suppression d'urine par la vessie que pendant une demi-journée.

Le 15 septembre, l'opérée fut encore reprise des mêmes accidents, toujours au moment de l'époque. Cette fois-ci, la tumeur dans l'hypocondre fut plus douloureuse et l'urine fut supprimée pendant vingt-quatre heures. Je dus de nouveau introduire un stylet n° 1 de Bowmann dans le trajet fistuleux que j'eus beaucoup de peine à retrouver. Je la laissai quelque temps en place, et quand je la retirai, un suintement d'urine eut lieu par le trajet. La tumeur disparut et dès le lendemain l'urine repassait par la vessie.

Depuis lors, Madame F... n'a plus éprouvé d'accident de ce genre, ni au moment des époques, ni en dehors d'elles. Je l'ai examinée à la date du 24 décembre. Elle est en pleine santé, urine normalement. L'urine ne contient plus de pus depuis un mois. Non seulement à l'œil nu on ne constate plus de dépôt, mais encore au microscope (on a supprimé le salol depuis plus de deux mois. Toutefois, cette urine est plus pâle que l'urine normale ; elle contient peu de pigment urinaire et l'urée ne dépasse jamais 10 grammes par litre. Il est vrai de dire que la quantité en vingt-quatre heures est au-dessus de la normale, qu'elle atteint et dépasse 2 litres.

La cicatrice, assez étendue, est souple et rétractée. Entre la cicatrice siégeant dans le flanc et l'ombilic, on sent toujours un gros cordon induré du volume d'une orange, un peu sensible à la pression. La malade doit donc être considérée comme absolument guérie. Il y a chez elle une question très intéressante à envisager, c'est de savoir s'il y a un rein gauche. Il est permis d'en douter quand on se reporte aux périodes d'anurie qui ont suivi l'opération. La malade est restée du 4 au 20 avril à peu près sans uriner par la vessie. Il n'est guère admissible qu'une anurie réflexe du rein gauche par irritation du droit ait pu durer trois semaines. Pendant toute cette période, le rein opéré seul a fourni de l'urine émise par la plaie. Il est donc infiniment probable que la malade n'a qu'un rein, et c'est probablement parce que ce rein est bien plus volumineux qu'un rein normal qu'il a été prédisposé à l'ectopie.

Cette ectopie paraît avoir peu de chances à se reproduire, car le rein est momentanément fixé par une masse de tissus indurés située sur le trajet de la plaie opératoire. Il semble que désormais la malade est à l'abri des récidives, et même si elles avaient lieu, elles n'auraient pas d'autre gravité que celles qui ont lieu les premiers mois, car il est probable qu'on arriverait encore à cathétériser le trajet; dans tous les cas, on pourrait toujours ponctionner sans danger par cette voie, ce qui mettrait fin aux accidents comme cela a déjà eu lieu dans les récidives des premiers mois.

(Comme du reste M. Carry. M. Poncet croit dans le cas actuel à l'existence d'un seul rein. La néphrotomie n'en était donc que plus urgente).

Cette belle observation relate un fait absolument original. C'est à peine si Noël Hallé (th. Paris, 1887) constate la possibilité d'un changement de calibre, d'une véritable inflexion de l'uretère au point le plus faible, c'est-à-dire au niveau du collet du bassinet. Mais dans l'esprit de l'auteur, il s'agit des déplacements normaux du rein et non d'une véritable ectopie de l'organe, comme pour la malade si intéressante de M. le professeur Poncet.

Dans tous les cas, en ce qui concerne l'observation ci-dessus, l'oblitération du canal urétéral s'est faite progressivement; elle a permis à l'urine accumulée en amont de l'obstacle de dilater les fibres lisses du conduit, fibres à

réaction lente. En un mot, l'oligurie, l'hydronéphrose
ont été les premiers stades de l'affection. Cette hydro
néphrose a joué un rôle protecteur vis-à-vis des cellules
rénales de fonction ; elle a empêché la tension urinaire de
s'exercer sur ces éléments en l'équilibrant par la dilatation
des conduits excréteurs. De là une période de tolérance
fort longue. En somme, les symptômes ont évolué comme
dans l'anurie progressive, dont le type est l'anurie
cancéreuse.

OBSERVATION II (résumée).

(Présentée par M. le Dr Picqué, chirurgien des Hôpitaux de Paris,
Secrétaire du Congrès français de chirurgie de Lyon, 1894).

Il s'agit d'une femme atteinte de cancer utérin inopérable obser-
vée à l'hôpital Broca. Anurie absolue du 25 juillet au 6 août.
L'anurie est évidemment due à la compression de l'uretère gauche
avec paralysie réflexe du rein droit.

J'intervins au moment où la malade commençait à présenter les
signes de l'intoxication urémique (bouffissure de la face, œdème
des membres inférieurs, vomissements, diarrhée).

Je fis la taille rénale sur le bord libre dans une étendue de
4 centimètres. Pas de suture du rein à la peau, drainage à la gaze
iodoformée. Dès le lendemain, la malade était inondée d'urine ;
depuis, l'écoulement est resté abondant par la plaie. Le rein du
reste était sain. Les accidents urémiques ont immédiatement disparu. Aujourd'hui, 7 octobre, appétit excellent. La malade va
bien, mais la cachexie cancéreuse fait des progrès. Dans ce cas,
la seule indication a été le rétablissement de la fonction urinaire
dans un rein sain.

OBSERVATION III (résumée).

Rétrécissement de l'uretère. — Anurie. — Néphrotomie. — Fistule persistante (Jouon et Vignard. *Archives provinciales de chirurgie*, août 1894).

Mademoiselle X..., âgée de trente-deux ans, souffre d'une affection vésicale depuis dix ans environ. Tout d'abord, au dire de la malade, il y eut simplement de la cystalgie avec des urines claires (la malade est une névropathe avérée).

Mais depuis quelques années déjà, les urines sont devenues troubles et purulentes sans qu'on puisse incriminer l'inoculation chirurgicale ou des antécédents tuberculeux. Le traitement médical fut longtemps poursuivi sans succès. A la suite de douleurs vésicales intolérables, on fit la dilatation de l'urètre qui amena une amélioration passagère.

Examinée par MM. Jouon et Vignard, le 20 septembre 1893, Mademoiselle X..., se plaint depuis huit jours de douleurs extrêmement vives dans la fosse iliaque droite, et fait remarquer une « grosseur » apparue récemment dans la région ; en même temps aurait coïncidé pendant quarante-huit heures une fièvre assez vive avec diminution notable de la quantité d'urine. Depuis trois jours, anurie à peu près complète. Nous explorons la vessie. Sa capacité est réduite à 40 grammes environ. Elle ne contient que quelques gouttes de muco-pus. Le toucher vaginal ne révèle pas de calcul au niveau de l'abouchement des uretères dans la vessie, pas de tumeur pouvant comprimer ce canal dans son trajet intra-pelvien.

Dans la fosse iliaque droite, tuméfaction de la grosseur des deux poings s'avançant en dedans jusqu'à la ligne médiane ; en bas, jusqu'à l'arcade de Fallope ; elle ne descend pas dans l'excavation pelvienne ; en haut et en dehors, elle se prolonge dans le flanc droit vers les lombes sans faire saillie en arrière dans la région ilio-costale, où le palper est difficile à cause d'une hyperesthésie cutanée excessive : le ballottement est très peu marqué.

La tumeur est lisse, dure, non fluctuante, un peu douloureuse à la pression, mate, non mobile, rappelant par la forme un très gros rein. En avant d'elle et la croisant verticalement, un gros cordon cylindrique roulant sous le doigt; probablement le côlon ascendant. D'après l'ensemble de ces caractères, sans aucun doute, on a affaire au rein droit très volumineux et abaissé.

Les douleurs spontanées, qui ne permettaient pas le séjour au lit, se sont produites pour la première fois, il y a un an sous forme d'élancements dans le flanc droit. Ces crises douloureuses revenaient tous les mois pendant quinze jours environ, sans expulsion de graviers. Jusqu'ici, pas de tumeur au moment de ses crises. Jamais de douleur au dire de la malade, du côté du rein gauche dont la palpation la plus attentive ne peut déceler l'état et même l'existence.

Depuis quelques jours, œdème dur, considérable aux membres inférieurs, léger au dos de la main et au visage. Vomissements depuis quarante-huit heures. Aujourd'hui, grande torpeur de la malade.

Par contre, l'urine n'arrivant plus au contact de la muqueuse, la cystalgie a à peu près cessé.

Voici, selon nous, à grands traits, l'histoire de la malade : Cystite ancienne de nature inconnue ; infection ascendante de l'uretère et du rein droit, abaissement de ce dernier organe vers la fosse iliaque, rétrécissement inflammatoire et coudure de son conduit excréteur ; les crises douloureuses depuis un an, sans expulsion de graviers, sont dues à l'obstruction passagère de l'uretère rétréci et coudé ; elles rappellent les phénomènes d'hydronéphrose si bien décrits par Terrier et Marcel Baudouin *(Rév. Chir.*, 1891, et *Hydron. intermitt.*, 1 vol., 1891).

Dans la dernière crise, obstruction complète, d'où anurie et augmentation de volume du rein droit. Le rein gauche fait défaut ou a été détruit par la suppuration ou bien est sous le coup d'inhibition réflexe.

Quel que soit d'ailleurs l'état de l'autre rein, non seulement on a de l'anurie depuis trois jours, mais déjà des signes d'urémie (vomissements répétés, torpeur, œdème). L'intervention chirurgicale est des plus nettes, le traitement médical serait illusoire et dangereux, par perte de temps.

La néphrotomie est décidée et acceptée.

Opération. — Incision de 10 centimètres ; commence au-dessous et en dedans de l'épine iliaque antéro-supérieure, et va obliquement vers la région lombaire. Le péritoine, reconnu, est rejeté et maintenu en avant avec le gros intestin. La tumeur est sous nos yeux, c'est le rein doublé de volume, rouge violacé, dur, non fluctuant, peu mobile ; deux ponctions aspiratrices sont négatives. Incision du bord convexe sur une étendue de 5 centimètres environ avec une profondeur de 3 à 4 centimètres. Jet de pus urineux de 50 grammes environ. Exploration digitale du bassinet ; il est dilaté, tomenteux ; pas de calculs. Essais infructueux de cathétérisme de l'uretère.

A la coupe, congestion intense du parenchyme rénal ; cependant, hémorragie modérée et facilement arrêtée par un lavage d'eau bouillie très chaude et quelques minutes de tamponnement.

Tentatives de suture des deux lèvres de l'incision rénale à l'incision cutanée pour éviter l'infiltration d'urine dans l'épaisseur de la paroi abdominale ; mais le fil coupe le parenchyme rénal qui est friable ; deux points de suture seulement résistent,

Drainage, pansement absorbant. L'opération a duré une heure et quart.

Suites. — Dans l'après-midi, le lit est inondé d'urine provenant de la fistule rénale. Abattement, extrémités un peu froides, mais, dès le soir, torpeur moindre, cessation des vomissements urémiques.

Les trois ou quatre jours suivants, disparition des œdèmes ; graduellement, santé presque normale. La tumeur rénale s'est affaissée. Le 3 octobre, expulsion spontanée par l'urètre, d'un demi-verre d'urine un peu trouble, cela s'est répété deux ou trois fois dans le courant du mois, toujours avec cystalgie ; puis cessation complète, lorsque le drain obstrué de mucus et de sels calcaires eut été débarrassé.

L'urine de la fistule est absorbée par un fort tampon d'ouate qui se déverse dans un réservoir de caoutchouc fixé par une ceinture. On recueille ainsi environ trois verres d'urine un peu trouble par jour.

Cessation à peu près complète des crises vésicales. Cependant, au mois d'avril, nouvelle crise de cystalgie due à ce que la miction revient par les voies naturelles, le drain étant oblitéré; sa désobstruction délivre la malade. En un mot, la fistule rénale est devenue une infirmité nécessaire permettant une existence supportable.

OBSERVATION IV

Néphrotomie dans un cas d'anurie consécutif à une néphrectomie, par le Dʳ Willy Meyer (*Medic. Record*, 6 février, 1892.)

Dans une néphrectomie chez une jeune femme de vingt-huit ans, au trente-neuvième jour survint une anurie subite et complète. Traitement d'attente pendant deux ou trois jours, puis le rein qui reste est incisé. Le bassinet qui était obstrué d'une masse de sang et de pus coagulé fut lavé; la perméabilité se rétablit. Mêmes accidents plus tard au moment des règles, mais cette fois la plaie lombaire se rouvrit et l'urine s'échappa par une fistule. Enfin, la guérison complète survint au bout d'un mois après expulsion par l'uretère et la vessie d'un long caillot vermiforme.

OBSERVATION V (résumée).

Néphrotomie pour anurie, par Fraser et Parkins (*The Lancet*, 11 septembre 1893, p. 688).

Il s'agit d'une malade de soixante-quatorze ans qui fut amenée à l'hôpital en pleine suppression d'urine.

La malade, au début, présenta des phénomènes généraux, des

frissons, de la fièvre. Elle n'avait ni albuminurie, ni hématurie.

Puis la miction subit une diminution notable ; finalement la suppression d'urine fut complète.

L'anurie durant depuis cinq jours, on décide d'explorer la région rénale gauche qui était un peu douloureuse. Découverte du rein par la voie lombaire et incision. Il sortit un flot d'urine et de pus. L'exploration ne put faire trouver aucune trace de calcul. Guérison.

OBSERVATION VI

Anurie calculeuse. — Néphrotomie. — Guérison, par le Dr Félix Legueu *(Mercredi médical,* 25 juillet 1894).

Le jeudi 14 juin; un malade se présentait à la consultation de l'hôpital Necker en anurie depuis cinq jours. L'anurie était complète et pendant ces cinq jours, le malade avait à peine émis quelques grammes d'urine sanguinolente. M. Guyon qui allait quitter l'hôpital, me pria de me rendre compte de la situation de ce malade et de faire sans délai ce que comportait cette situation. Cet homme, âgé de soixante cinq ans, semble assez souffrant.

Il marche péniblement, se rend à peine compte de l'endroit où il est et ne répond que vaguement aux questions posées. Il se plaint de douleurs dans les reins, mais ne peut dire de quel côté. Ce n'est que par la suite que nous avons pu reconstituer son histoire. Les premiers accidents remontent à trois ans : à cette époque, il avait eu à droite une crise de coliques néphrétiques qui avait duré quatre jours pendant lesquels il n'urina pas. Depuis lors, du même côté, deux crises se terminèrent au bout de quelques jours par l'expulsion d'un calcul migrateur. Mais dans l'intervalle de ses crises, il ne souffrait pas et pouvait sans fatigue se livrer aux occupations de sa profession. Le 5 janvier dernier, il s'aperçut un matin que ses urines étaient teintées de sang, mais il ne souffrait pas encore. Pendant quatre jours, il continua ainsi à uriner du sang à toutes ses mictions, mais sans éprouver aucune douleur. Ces hématuries continues chez les lithiasiques sont généralement l'indice de l'engagement d'un calcul dans l'uretère. M. Guyon a signalé maintes fois l'importance de cette hématurie prémonitoire des coliques néphrétiques et cette observation est, une fois de plus, la confirmation des observations faites par notre maître, puisque, au cours de l'opération, nous devions trouver un calcul engagé dans l'uretère, à quelques centimètres au dessous du rein. Quatre jours après le début de l'hématurie, le malade fut pris brusquement le samedi 9 juin, à 2 heures de l'après-midi, d'une douleur subite dans le flanc gauche. En même temps, il cessa d'uriner. Les vomissements apparurent au bout de quelques heures, se répétèrent les jours suivants. Les forces diminuèrent bientôt, l'intelligence et la mémoire devinrent obtuses, au point que lorsque le malade se présenta à l'hôpital on ne pouvait obtenir de lui aucun des renseignements qui précèdent et qui cependant auraient été très utiles au diagnostic. La vessie était vide; la sonde retira tout au plus 5 à 6 grammes d'une urine fortement teintée de sang. La palpation des uretères ne donna aucun renseignement, ni par le palper rectal, ni par le toucher abdominal. Dans les flancs, la pression est douloureuse des deux côtés et surtout en arrière : ni à droite, ni à gauche, il n'est possible cependant de constater l'augmentation de volume d'un des reins. Et cependant, en l'absence de tout commentaire, il y avait là un phénomène de haute valeur et qui, en l'espèce, nous permit de définir le côté récemment lésé. Du côté gauche, en effet, et seulement de ce côté, la palpation du flanc réveillait une contracture réflexe, une sorte de défense de la paroi abdominale et c'est sur ce seul fait que je posai le diagnostic d'anurie calculeuse récente de l'uretère gauche. Séance tenante, le malade fut endormi. J'espérais avoir, grâce au chloroforme, des sensations plus précises : il n'en fut rien. Bien au contraire, une fois l'anesthésie obtenue, la contracture musculaire disparut, et si j'avais attendu ce moment pour fixer le côté de l'intervention, j'aurais été fort embarrassé sur le choix à faire.

J'en restai donc à mes premières impressions et mis le rein gauche à découvert. Une longue incision lombaire, parallèle au bord externe du muscle carré des lombes me conduisait jusqu'à la graisse périnéale. Le rein était haut situé sous les côtes, l'extrémité supérieure difficile à atteindre : il y avait des adhérences périrénales; la décortication fut pénible, mais au bout de quelques minutes, le rein tout entier fut amené et hernié entre les lèvres de l'incision cutanée. Il n'était pas très gros, ne semblait pas distendu, mais paraissait très congestionné.

Pendant que, des doigts de la main gauche, je comprimais le pédicule, je fendis au bistouri le bord convexe de l'organe sur une hauteur de 6 centimètres. Dans le bassinet, ouvert par cette incision, je trouvai quelques calculs friables qu'il fut facile d'extraire en poussière. Je me mis alors en devoir de cathétériser l'uretère pour voir si l'oblitération était seulement produite par les calculs que je venais d'extraire du bassinet ou s'il n'existait pas plus loin un autre calcul engagé. Une sonde-bougie s'engagea facilement dans l'orifice supérieur de l'uretère et s'arrêta à 3 centimètres environ du rein. Au même niveau, la palpation extérieure de l'uretère, me faisait sentir une induration localisée, arrondie, du volume d'une fève, donnant l'impression d'un ganglion lymphatique. Mais une sonde cannelée introduite à travers le rein et l'uretère jusqu'au même point me donna une sensation nettement calculeuse. C'était donc bien un calcul qui, arrêté dans son trajet urétéral, était cause des accidents. Ce calcul, il me fut possible de le faire remonter par pression jusque dans le bassinet, d'où il fut extrait. C'était un petit calcul phosphatique du volume d'une fève. Avant de fermer la plaie rénale, je voulus m'assurer que l'uretère était perméable. Une sonde fut introduite qui descendit jusque dans la vessie. L'obstacle étant levé et l'uretère étant redevenu et vérifié perméable, il n'y avait pas de raison pour terminer l'opération comme une néphrolithotomie ordinaire. Le rein fut suturé sans drainage à l'aide de six points de catgut fort. La plaie rénale fut suturée complètement à trois étages. L'opération avait duré trente-cinq minutes. Avant de renvoyer le malade au lit, je le sondai et trouvai dans la vessie 30 grammes environ d'urine hématurique contenant seulement 3 grammes d'urée par litre. Les suites opératoires furent particulièrement simples : la plaie se réunit par première intention et le malade se levait au dixième jour. Au point de vue thérapeutique, le résultat fut excellent. Les premiers jours de l'opération, le malade urina spontanément dans les vingt-quatre heures, 1500 grammes d'urine; le deuxième jour 2300, le troisième jour, 2 litres; le quatrième jour, 1600 grammes d'urine de moins en moins colorée de sang. Ultérieurement la quantité d'urine varia entre 1500 et 1800 grammes. Au point de vue de la contenance en urée, l'analyse quantitative donne des renseignements très intéressants. Nous avons dit que les urines recueillies immédiatement après l'opération ne contenaient que 3 grammes environ d'urée par litre. Le lendemain, elles en contenaient 13 grammes; le troisième jour, 15 grammes; le quatrième jour, 17 grammes, et ainsi, après avoir éliminé les premiers jours jusqu'à 35 grammes d'urée, le malade voyait cette proportion s'abaisser et revenir à un taux à peu près normal.

OBSERVATION VII

(Dr Demons, de Bordeaux.)

Anurie calculeuse chez un homme de vingt-huit ans, autrefois atteint de coxo-tuberculose. Néphrotomie au douzième jour. Passage immédiat des urines par la vessie d'abord, puis alternatives d'émission de ce liquide par l'urètre et la plaie lombaire pendant deux mois et demi. A ce moment, expulsion par l'urètre d'un calcul du volume d'un haricot et cicatrisation rapide de la fistule.

Antécédents. — R... C..., atteint de coxo-tuberculose droite pendant dix ans; il ne guérit qu'après une résection de la hanche très étendue que je pratiquai en 1887. En 1888, alors que ce jeune homme était encore dans une gouttière Bonnet, il ressentit une violente colique néphrétique gauche suivie de l'expulsion d'un calcul gros comme un pois. Pendant les trois années suivantes, il eut d'autres accès de coliques toujours à gauche, croit-il, et après ces accès il rendit chaque fois des grains en nombre variable et de dimensions différentes, les plus volumineux ayant à peu près la grosseur d'une lentille ou d'un pois. Il en urina quelques-uns sans avoir été prévenu par une douleur quelconque dans la région des reins. Phénomènes ayant déterminé l'intervention. Le 17 mai 1891, colique assez violente à gauche, suivie le soir de l'expulsion d'un assez gros calcul qui amena un soulagement marqué. Le lendemain, 18 mai, vers 11 heures du soir, nouvelle crise douloureuse toujours à gauche. Le malade éprouva pendant plusieurs heures de vives envies d'uriner, mais à sa grande surprise, et contrairement à ce qui s'était passé les autres fois, il ne parvint pas à rendre la plus petite quantité d'urine. Son médecin habituel, le Dʳ Lassalle, de Lormont, ayant pratiqué le cathétérisme, trouva la vessie vide.

Les 19, 20, 21, persistance des douleurs de la région lombaire gauche, dans le flanc et du côté de la vessie et toujours impossibilité d'uriner malgré l'ingestion de grandes quantités de tisanes diurétiques. Le 22, les douleurs disparurent et le malade fut apporté à l'hôpital. Le 23, le faciès est bon, bien qu'un peu fatigué ; le pouls plein, régulier, normal ; température : 37°,5. Ni vertiges, ni céphalalgie, ni douleurs vives. A la palpation, le rein gauche paraît notablement augmenté de volume, un peu douloureux. La douleur est perçue dans le flanc jusqu'au niveau de la vessie, sans qu'on puisse constater un point maximum bien net. Vessie vide. Ni douleur, ni tuméfaction au niveau du rein droit. Pendant les jours suivants, le malade est soumis de nouveau aux boissons diurétiques, puis on applique à trois reprises différentes des courants électriques, et enfin le 29 mai, le patient étant anesthésié, on fait au niveau du rein et de l'uretère gauche une longue et énergique séance de massage. Pendant tout ce temps, le malade est tenu en observation ; pas de fièvre et aucun des signes classiques de l'urémie, sauf la céphalalgie.

Opération. — Le 30 mai, ce jeune homme accusait une fatigue plus grande et tout espoir raisonnable de voir le mal céder spontanément, ou sous influence d'un traitement médical paraissant perdu, je me décidai à intervenir chirurgicalement. La néphrotomie lombaire est donc pratiquée le douzième jour après le début des accidents. L'opération fut sans particularité à signaler. Le roin gauche est fendu verticalement du bord convexe au bord concave, le doigt rencontre au fond de la plaie un peu de poussière calculeuse. Un gros drain est introduit jusqu'au bassinet.

Suites opératoires. — Le lendemain, le pansement était mouillé par une assez grande quantité d'urine impossible à apprécier ayant entraîné avec elle quelques petits graviers. Mais dès ce jour même et pendant les huit jours suivants, une certaine quantité d'urine fut rendue par l'urètre, de sorte que pendant cette période le malade urina à la fois par la verge et par la plaie, tantôt un peu plus, tantôt un peu moins par l'un ou l'autre côté. Pendant huit jours, l'écoulement se fit uniquement par la plaie, et de nouveau une partie fut rendue par l'urètre.

Il y eut ainsi plusieurs alternatives. Mais au bout d'un mois après l'opération, la totalité de l'urine sécrétée par le roin gauche, sembla ne plus vouloir s'échapper que par la fistule lombaire. Le malade dont l'état général était excellent, qui n'éprouvait aucune souffrance et qui restait seulement incommodé par la nécessité de subir des pansements fréquents, se refusa pour le moment à une nouvelle opération et même à toute exploration. Il demanda à être envoyé aux eaux de Capvern où il se rendit deux mois après l'opération. Il y fit une cure sérieuse pendant vingt-sept jours.

Le 29 août, il rejeta tout à coup par le canal un calcul de la grosseur d'un haricot. A partir de ce moment, l'urine s'écoula en totalité par l'urètre et 3 jours après, la fistule lombaire était cicatrisée. Pendant quelques mois encore, R... C... rendit à plusieurs reprises des graviers par le canal sans aucune souffrance, mais depuis deux ans sa santé est parfaite.

OBSERVATION VIII.

(Pousson et Demons, de Bordeaux.)

Voir Pousson : *Bulletins et Mémoires de la Société de médecine et de chirurgie, Bordeaux*, 1891, p. 113.

Anurie calculeuse chez un homme de quarante-trois ans, amputé de la jambe. Néphrotomie au neuvième jour et écrasement d'un gravier entre les parois de l'uretère. Émission immédiate d'urine à travers la plaie et l'urètre, mais continuation des accidents et mort dans les vingt-quatre heures.

Antécédents — La première partie de cette observation a été publiée par M. Pousson. — Homme de quarante-trois ans. Ni goutteux, ni calculeux dans sa famille. Très bonne santé. Existence très active dans sa jeunesse, mais à la suite d'une amputation de la jambe gauche pour traumatisme, il a été obligé de renoncer à sa vie d'exercice et d'embrasser une profession sédentaire. Depuis lors, il s'est mis à grossir beaucoup et est devenu sujet à des coliques néphrétiques survenant tantôt à droite, tantôt à gauche et généralement suivies d'expulsion de calculs uriques très petits.

Ces coliques sont presque toujours sourdes plutôt que vives ; cependant elles nécessitent les injections de morphine. L'an dernier une de ces coliques a été suivie de trois jours d'anurie. Phénomènes ayant déterminé l'intervention. — Le 11 juin 1801, son médecin me fait appeler en consultation, parce que le malade n'a pas rendu une seule goutte d'urine depuis soixante-seize heures, soit un peu plus de trois jours. J'apprends qu'il a eu une dizaine de jours avant une colique néphrétique à droite et que la suspension de la sécrétion d'urine a été précédée d'une douleur le long du trajet de l'uretère gauche. Je trouve le malade au lit, bien reposé, les traits calmes, se plaignant un peu du côté gauche, suivant la direction de l'uretère, sans irradiation au testicule. La paroi abdominale est très grasse ; elle est soulevée et tendue par les intestins rempli de gaz et de liquides (le malade a pris un purgatif qu'il n'a pas rendu) qui produisent de gros gargouillements quand on déprime les parties. L'épaisseur de la paroi et la distention des intestins gênent beaucoup l'exploration de l'appareil urinaire et je ne parviens, par la palpation méthodique des reins et des uretères, ni à déterminer une douleur dans ces organes, ni encore moins à les sentir.

La vessie ne paraît pas distendue ; le canal est libre et j'introduis sans peine dans le réservoir une sonde en caoutchouc n° 18, mais je ne retire qu'une demi-cuillerée d'urine un peu rougeâtre.

Fait rare en pareil cas, le malade n'accuse pas la moindre envie
d'uriner. Comme je l'ai déjà dit, à part une douleur sourde à
gauche, il se sent très bien et ne paraît nullement inquiet de son
état. Pouls calme, régulier, 70 ; pas d'hyperthermie. La langue
est un peu épaisse, blanchâtre, la constipation opiniâtre, car malgré un purgatif, le malade n'est pas allé à la selle depuis trois
jours ; mais il n'a ni nausées ni vomissements. Respiration normale. Le malade n'a pas de tressaillements musculaires des
membres, ses pupilles sont égales et contractées, ses facultés intel-
lectuelles conservent toute leur vivacité. Bref, c'est une période
de tolérance parfaite. En présence de ces symptômes, je porte le
diagnostic d'anurie calculeuse par obstruction successive des deux
uretères. Relativement au pronostic, je considère l'état comme
très grave et je préviens la famille qu'il n'y a pas encore danger
immédiat, mais que la mort est certaine d'ici dix à douze jours si
le cours de l'urine ne se rétablit pas. Je l'avertis qu'en cas d'insuccès du traitement médical, il sera nécessaire de recourir à l'intervention chirurgicale. En attendant, je conseille les grands bains
l'enveloppement des lombes dans des cataplasmes, après onction
de pommade belladonée et camphrée, la digitale et la caféine en
potion, un lavement purgatif.

Opération. — Je ne vis plus ce malade ; mais M. le professeur
Demons, appelé auprès de lui, pratiqua le neuvième jour après
le début de l'anurie l'opération. A ce moment, l'état du malade
avait subi de graves atteintes, et à la période de tolérance avait
succédé celle d'intoxication. Le malade accusait une vive céphalalgie ; il avait eu de nombreux vomissements, il était agité,
inquiet ; son pouls était fréquent. Incision oblique dans la région
lombaire. Le rein fut incisé verticalement du bord convexe
au bord concave ; puis la main, contournant l'organe, arriva sur
l'uretère où elle trouva un calcul gros comme un petit haricot. En
essayant de mobiliser ce calcul pour le faire remonter jusque dans
la plaie rénale, les doigts l'écrasèrent à travers les parois de
l'uretère.

Dans les heures qui suivirent l'opération, une grande quantité
d'urine s'échappa par la plaie et mouilla le pansement ; il s'en

écoula aussi une grande quantité par l'urètre. Mais les accidents
généraux persistèrent et s'aggravèrent ; des convulsions survin-
rent et le malade mourut vingt-quatre heures après cette intervention tardive.

OBSERVATION IX (résumée).

(Communication à l'Académie de médecine. Pousson, de Bordeaux).

*Anurie calculeuse chez une femme de quarante-deux ans.
— Néphrotomie au quatrième jour. — Rétablissement du
cours naturel des urines au septième jour après l'opération. — Guérison complète au vingt-septième jour.*

Antécédents. — Madame C..., quarante-deux ans, a eu depuis
dix ans des coliques néphrétiques avec accès suivis d'expulsion
de sable, mais jamais de graviers proprement dits. En 1891, double attaque gauche, puis droite suivie d'une première crise d'anurie. A la suite, malgré un traitement antilithiasique, coliques suivies d'expulsion de graviers généralement petits et irréguliers.
Urines toujours claires, sauf au moment des crises ; jamais san-
guinolentes, ni purulentes. Pas de douleurs habituellement, ni de
fièvre. Etat général excellent.

Phénomènes ayant déterminé l'intervention. — Le 14 août
1893 je suis appelé auprès d'elle pour une colique droite plus violente que les précédentes, d'une durée de quarante-huit heures ;
elle remonte à six jours de là. Depuis, en vingt-quatre heures
émission de 300 grammes seulement d'une urine foncée, épaisse,
très chargée de sable fin, mais pas de graviers. La malade a une
douleur vague dans le flanc droit. La pression sur le trajet de
l'uretère droit est douloureuse au niveau de l'ombilic. Rein droit
sensible, mais non hypertrophié. Rien à gauche ; la vessie se vide
bien. Etat général excellent, apyrexie, pouls normal, régulier ;
peu d'appétit, mais pas de troubles gastriques. Lait : potion à la
digitale et caféine ; continuation des grands bains. Pendant
quatre jours, les choses restent dans l'état, lorsque dans la journée

du 18, à 2 heures de l'après-midi, violente colique gauche d'une durée de trois à quatre heures suivie d'anurie absolue. Appelé, l'anurie persistait depuis dix-huit heures. Comme au début, reins et uretère droits douloureux, rien à gauche. Le toucher de l'extrémité inférieure de l'uretère par le vagin ne donne pas la sensation de graviers arrêtés à ce niveau. La sonde introduite dans la vessie retire une demi-cuillerée d'un liquide trouble, épais et rougeâtre. Pas d'envie d'uriner. Apparences de la santé, température normale, pouls régulier, bien frappé, 76 ; ni vomissements, ni nausées. Langue légèrement saburrale, inappétence. Purgatif, continuation du lait et potion à la caféine et digitale, bains et enveloppement de la partie inférieure du tronc, les lombes comprises dans une ceinture de cataplasmes. Malgré ce traitement, l'anurie persiste. Le 20 au matin, cinquante et quelques heures après le début de l'anurie, elle commence à vomir ; la fréquence des vomissements ainsi que l'intensité augmentent tout le jour et la nuit. Le 21 au matin, intolérance absolue. Épuisement, un peu de céphalalgie et quelques troubles visuels, mais intelligence nette. Pupilles normales et mobiles, respiration normale, pouls régulier, pas d'hypothermie, soubresauts des membres.

En présence des signes certains du début d'un empoisonnement urémique, la malade est avertie, l'opération proposée de concert avec le médecin, M. Demons appelé également est d'avis de pratiquer la néphrotomie plutôt que l'incision de l'uretère. Madame C..., d'abord réfractaire à l'opération, ne tarde pas y consentir.

Opération. — Le soir même du 21 août, à 4 heures de l'après-midi, c'est-à-dire soixante-quatorze heures après le début de l'anurie, opération avec l'assistance de M. le professeur Demons. Anesthésie. Malgré l'embonpoint excessif de la malade et le peu de hauteur de l'espace costo-iliaque, le rein est mis assez facilement à découvert et incisé par le bord convexe jusqu'au bassinet. Pas de graviers. Tamponnement à la gaze iodoformée. L'opération a duré environ une demi-heure.

Suites opératoires. — Au réveil, reprise des vomissements persistant toute la nuit et l'inondant. Toutes les pièces du pansement sont inondées d'urine teintée de sang, témoignant du rétablissement de la fonction. Vomissements persistants, mais moins copieux dans la matinée du 23 août. État général sensiblement le même. Céphalalgie, troubles visuels, tressaillements musculaires, grande agitation, pouls, 130, température 38°,4. Puis les symptômes généraux semblent s'amender un peu. Quelques envies d'uriner, mais pas d'urine dans la vessie. Pouls 124, température 37°,8. Le soir, la malade peut garder un peu de limonade et de champagne. Agitation moins grande. Température 38 degrés.

24 août. — Quatre vomissements la nuit, trois le jour. Calme sensible, tolérance stomacale pour une partie des liquides ingérés et même pour un œuf à la coque le soir. Vessie toujours vide, l'urine inonde toujours le pansement. Température, matin, 37°,4 soir 37°,6. Deux vomissements encore dans la nuit du 25 août, mais, à partir de ce moment, elle conserve toutes les boissons alimentaires et l'état général se relève vite. Mais ce n'est que dans la nuit du 27 au 28 août, à 4 heures, c'est-à-dire six jours et demi après l'opération, qu'elle ressent plusieurs fois le besoin d'uriner et que, pour la première fois, elle rend par l'uretère une petite quantité d'urine qui n'a pas été recueillie.

28 août. — Cathétérisme à 0 heures. La sonde ramène environ 60 grammes d'un liquide jaune noirâtre, épais, à odeur nettement urineuse, sans sable ni gravelles. Dans la journée, Mme C... rend spontanément 90 grammes d'urine moins épaisse. La quantité augmente progressivement, mais lentement. Le 4 septembre, je trouvai à la vulve six ou sept petits graviers d'aspect uratique, dont un du volume d'une lentille ; la malade en rendit quelques autres les jours suivants.

Le 17 septembre, c'est-à-dire vingt-sept jours après l'opération, l'urine reprend définitivement et en totalité son cours par les voies naturelles. La plaie fermée ne tarde pas à se cicatriser. Le drain étant enlevé le 21 septembre, la cicatrisation est complète le 27. Depuis cinq mois qu'elle a été opérée, Mme C... a joui d'une santé excellente. Elle n'a plus eu de coliques néphrétiques, mais elle rend de temps en temps du sable dans ses urines.

Observation X (résumée).

(Annales génito-urinaires, 1894. Dr Broca, de Paris.)

Cancer vésico-prostatique ayant simulé un calcul du rein gauche. — Oblitération de l'uretère gauche suivie d'anurie réflexe. — Néphrotomie. — Cessation de l'anurie. — Mort deux mois après d'hématurie.

Mme X..., soixante-deux ans et demi, bonne santé, vigoureuse pour son âge. Tempérament très nerveux depuis quelques années à la suite d'un chagrin violent. Depuis quelques mois, irritabilité excessive, avec anorexie, dégoût des aliments, sensation d'amer-tume intense. Le traitement médical institué par M. Lacombe, puis par M. Millard, fut sans résultat.

A la fin d'octobre, colique néphrétique gauche intense et typique, urines rares et troubles, vomissements, constipation. La mor-phine calma la crise; pas d'expulsion de graviers; douleur sourde, persistante à gauche, surtout au niveau de l'uretère, sur cette douleur sourde se greffèrent, le mois de novembre et un peu moins souvent le mois de décembre, des crises assez vives de coliques néphrétiques. Le diagnostic de calcul migrateur à pro-gression lente fut porté par M. Lacombe, puis par M. Guyon au mois de décembre. M. Guyon constata de plus un peu d'hypertro-phie prostatique. Mictions fréquentes mais sans douleurs ni héma-turies. Examen du malade le 2 janvier 1894 par M. Broca. Depuis quelques jours, gêne de la région inguinale droite : constatation d'une pointe de hernie. Exploration soigneuse de la région rénale gauche où s'irradient quelques légères douleurs le long de l'ure-tère. Pas d'hypertrophie du rein au palper bi-manuel. Uretère normal aussi.

Le 27 janvier, œdème malléolaire coïncidant avec de la polla-kiurie, de la maigreur, de la pâleur et de l'affaiblissement. On se demande si l'on n'a pas de la néphrite interstitielle. L'examen pra-tiqué par M. le Dr Lacombe est absolument négatif à cet égard,

Pour la première fois, peu de jours après, hématuries légéres et répétées, surtout quand le malade subit des secousses, notamment en voiture. Exploration négative de la vessie. La prostate est grosse, mais aisée à franchir. Pendant tout le mois de février, affaiblissement, aggravation des douleurs, quelques douleurs au bout de la verge.

En même temps que l'urine, il rendait quelques caillots vermiformes. Examen par M. le professeur Guyon : l'exploration fut aussi négative. Le rein étant normal, la prostate un peu grosse, il continua à poser le diagnostic de calcul enclavé dans l'uretère, d'autant mieux qu'on avait trouvé la veille dans l'urine une concrétion blanchâtre grosse comme une tête d'épingle. M. Guyon se prononça contre l'idée d'aller à la recherche du calcul, étant donné le mauvais état général du patient. On cherche à remonter ses forces et à masquer son amertume buccale.

En outre, une consultation fut décidée avec M. le Dr Bucquoy. Il vint le 7 mars ; les hématuries avaient disparu depuis cinq jours, mais il commençait à y avoir une sensation de barre dans la région lombaire des deux côtés. M. Bucquoy diagnostiqua aussi un calcul enclavé dans l'uretère gauche. Le claquement du deuxième bruit aortique décela un peu d'artério-sclérose; volume du rein normal. Il conclut aussi à un traitement tonique et conseilla la néphrolithotomie assez hâtive au cas où les hématuries et les douleurs reparaîtraient.

Une complication devait bientôt nous forcer la main. A partir du 10 mars, pesanteur lombaire de plus en plus forte, anorexie progressive. Enfin le 13 mars au soir je fus appelé pour anurie absolue sans avoir été précédée d'une colique néphrétique.

A 8 h. 1/2 du soir, calme; pas de douleur, simple sensation de barre lombaire. Langue rose et humide. A première vue, il s'agissait d'anurie et non de rétention. En effet, l'hypogastre était très souple à la palpation et le cathétérisme vésical ne ramena pas une seule goutte d'urine. La nuit et la journée du lendemain, traitement médical avec M. Lacombe : grands lavements froids et 35 grammes eau-de-vie allemande.

Aucun résultat n'étant obtenu, en présence de M. le Dr Lacombe et avec l'aide de MM. Masson et Delanglade, internes des hôpitaux l'anesthésie au chloroforme étant admirablement supportée, je pratiquai la néphrotomie. Incision verticale le long du bord externe du muscle sacro-lombaire, recourbée au-dessus de la crête iliaque. Le rein fut décortiqué et amené en dehors; il était, suivant les prévisions, normal et à sa place, mais sa surface était grenue, semée de saillies transparentes; les plus grosses, peu nombreuses, avaient le volume d'un petit pois. Un coup de pointe dans un de ces pseudo-kystes donna issue à de l'urine. La rétention rénale était évidente. Exploration négative du rein, du bassinet et de la partie supérieure de l'uretère. Néphrotomie classique sur le bord convexe jusqu'au bassinet. Substance rénale blanche anémiée, œdématiée. Écoulement de liquide urineux. Hémorragie très légère, vite arrêtée par quelques instants de compression à la gaze sèche, puis exploration méthodique, même pour les deux tiers supérieurs de l'uretère. Elle est négative, cathétérisme descendant du canal avec l'explorateur à boule n° 18 stérilisé par ébullition. Après le collet du bassinet, aucun obstacle dans l'uretère certainement dilaté.

Je n'avais senti aucun calcul, mais l'obstruction de l'uretère était incontestable, étant donné les bosselures de la surface du rein, l'aspect de la substance rénale, la largeur de l'uretère. Pas de suture du rein. Mèche de gaze iodoformée. Sutures du plan musculaire à la soie, de la peau au crin de Florence. L'opération est terminée à 9 h. 1/2 ayant duré une demi-heure. Deux heures après, besoin d'uriner. Émission d'urine claire, sans une goutte de sang.

Le 16, à 9 heures du matin, 1000 grammes d'urine toujours claire. État général excellent, choc nul. On avait donné au malade dans les vingt-quatre heures 0 gr. 75 de caféine.

Du côté de la plaie, suites opératoires très simples. Jusqu'au neuvième jour, la température rectale n'est pas de plus de 37°9 et encore elle n'y parvient que deux fois. Suintement séro-sanguinolent abondant à partir du deuxième jour, mais il n'y eut certainement aucune débâcle par le rein opéré. Au quatrième jour, la mèche salolée est retirée et remplacée par deux gros drains, puis un seul, peu à peu mis plus étroit et plus court. Réunion immédiate dans toute l'étendue de la suture. Finalement, à partir du quinzième jour, tout était réduit à une fistule située au milieu d'une cicatrice linéaire, fistule qui donnait un suintement séreux peu abondant, sans caractère nettement urineux, nécessitant un pansement tous les deux jours.

Mais pendant que la néphrotomie évoluait ainsi, des complications prostatiques se déclaraient. Dès le 18 mai, alors que la malade allait opératoirement fort bien et commençait à s'aliter, la quantité d'urine tomba de 1600 à 1500 grammes. Cependant envies d'uriner fréquentes. La vessie dépassait le pubis ; à la sonde molle 500 grammes d'urine furent retirés le matin, 600 grammes le soir : la quantité totale était 2300 grammes en vingt-quatre heures, soit 1200 grammes par les voies naturelles. Le 20, cathétérisme un peu difficile ; le 21 et le 22 je dus employer une sonde à béquille. L'évacuation spontanée d'urine continue d'ailleurs. Mais le 23 mai au matin impossibilité à la sonde de passer. La prostate est très grosse, assez molle, régulière. Depuis la veille au soir, aucune miction régulière. Ponction de la vessie ; 700 grammes d'urine sont retirés. Le cathétérisme abandonné de guerre lasse, on fait trois grandes irrigations froides par jour dans le rectum. Ponction matin et soir les 23 et 24 mars ; à chaque fois 600 à 700 grammes d'urine. Le 23 au soir T = 38°2 ; le 24 au soir 5 heures, T = 38°5, à 11 heures 39°5. Le matin, 38°8, malgré une dose d'1 gramme de sulfate de quinine. La prostate paraissant moins grosse, nouvelle tentative de cathétérisme. Une sonde béquille n° 14 passa aisément et sans douleur. Le soir, T. 39°6, mais le lendemain, 26 mars, seulement 37°4. Sonde à demeure bien tolérée. Lavages boriqués de la vessie quatre fois par jour. Urines parfaitement limpides, de louches qu'elles étaient. La sonde est changée les 2, 3 et 4 avril. Alors passait aisément un numéro 18.. Puis, le rein étant normal et la prostate bien diminuée de volume, le malade put se lever. Il en résulta quelques gouttes de sang et d'urine et un accès de fièvre allant à 38°9, le 5 au soir. Nouvel accès le 8, jusqu'à 40 degrés. Puis les accès cessèrent. Température rectale rarement jusqu'à 38 degrés. Le 12 avril, toucher rectal ; prostate un peu dure avec rainure centrale; volume ordinaire, sonde à demeure enlevée : sonde molle n° 18 passe très aisément. Dès lors, trois cathétérismes par jour, bientôt confiés à l'entourage, la sonde passant très bien. C'est à peine si de temps en temps fit obstacle un spasme de la partie membraneuse, et je passai toujours avec une sonde molle n° 18 à 20.

Le malade se leva tous les jours de plus en plus et bientôt resta toute la journée debout. Appétit toujours défectueux, mais à l'aide de bouillies, hachis, crèmes, etc., les forces revinrent en somme pendant une quinzaine de jours. De temps à autre, sans cause connue, quelques gouttes de sang à la fin de la miction et après un spasme un peu douloureux. Mais d'autre part, amélioration de l'état vésico-prostatique ; à partir du 16 avril, en effet, un peu de miction naturelle progressant, puisque le 28 avril 1700 grammes sur 2000 grammes étaient éliminés par les voies naturelles, le malade ayant été sondé une seule fois en vingt-quatre heures. Suintement insignifiant par la fistule rénale. Toutefois, convalescence peu nette. Hématuries minimes, mais répétées, un peu plus fréquentes et plus douloureuses. La quantité d'urine d'abord entre 1200 et 1500 grammes avait augmenté et se maintenait entre 2000 et 2400 grammes. Les premières levées coïncidèrent avec un œdème notable du membre inférieur gauche, mais qui cessa après huit jours ; puis névralgie lombo-iliaque droite.

Soudain, le 30 avril, suppression de la miction naturelle ; depuis il fallut répéter le cathétérisme toutes les trois ou quatre heures toujours à la sonde molle. L'amaigrissement et la perte de forces reparurent rapidement ; augmentation des douleurs vésicales et périnéales, bien que la vessie ne fût certainement pas infectée ; anorexie aggravée à tel point que le lait est seul toléré à partir du 5 mai. Le 3 mai, expulsion d'un caillot blanc, vermiforme, long de 12 centimètres. En même temps, le suintement nettement urineux de la fistule lombaire gauche augmente : le pansement doit être renouvelé tous les jours, puis deux fois par jour. En raison de cet état inquiétant, M. Guyon est appelé le 11 mai à 8 heures du matin. La veille au soir, sans cause connue, avait eu lieu une hématurie très abondante et on nous montra dans des vases

du sang presque pur avec caillots volumineux. Spasmes vésicaux
douloureux et fréquents ; la sonde ramène du sang. M. Guyon
pratique alors le toucher rectal et constate une infiltration
cancéreuse étendue de la vessie, la prostate et les parties mol-
les du bassin. Cette hématurie, la première qui dès le début
ait nettement ressemblé à celles du cancer de la vessie fut
le signal d'une évolution extrêmement rapide. A vrai dire, elle
ne s'arrêta pas, et de plus, au sang qui s'échappa avec une abondance variable, il ne se mêla à peu près plus d'urine, mais la fistule
lombaire se mit à suinter très abondamment : il fallut changer le
pansement plusieurs fois par jour. Les caillots accumulés dans la
vessie causant des douleurs et compliquant beaucoup le cathétérisme évacuateur, je mis le 13 mai une sonde à demeure n° 11.
L'hémorragie continua et fut particulièrement abondante le 14 mai
au soir. La nuit, le malade mourut sans grandes souffrances.
Pendant les derniers jours, il avait suffi de 2 centigrammes de
chlorhydrate de morphine par jour pour assoupir la douleur.

Les observations qui figurent ci-dessus représentent le
bilan des trois dernières années de pratique chirurgicale
concernant notre sujet.

Nous renvoyons pour les cas de date plus éloignée soit
à la statistique si consciencieuse qui termine la thèse de
Legueu, Paris, 1891, soit encore aux observations qui
figurent dans celle d'Edouard Michel (Edouard Michel,
th. de Lyon, 1893). Dans ce dernier travail se trouvent
une douzaine de cas publiés pour servir à l'histoire de la
taille rénale dans l'anurie, depuis les origines de la
méthode jusqu'à l'époque où ce travail inaugural a été
écrit.

CONCLUSIONS

I. L'anurie chirurgicale (anurie par obstruction) est le plus souvent d'origine calculeuse.

Pour cette variété d'anurie, dans les 2/3 des cas, l'obstacle siége, soit dans le bassinet, soit à la partie supérieure de l'uretère, et plus spécialement dans la portion rétrécie située près de son embouchure et qui a reçu le nom de collet du bassinet.

Lorsque le calcul occupe le segment inférieur du canal, il est situé, soit au niveau du coude de l'uretère, à la hauteur du détroit supérieur, soit plus rarement au niveau du rétrécissement qui conflue à son embouchure dans la vessie.

Mais l'anurie par oblitération de la partie inférieure de l'uretère est le plus souvent due à la propagation d'un cancer de l'utérus ou de la vessie. Plus rarement, elle reconnaît pour cause la compression par une tumeur bénigne (fibrome de l'utérus, kyste de l'ovaire), ou encore

une uretérite ascendante, par propagation d'une cystite,
le plus souvent d'origine blennorragique. Un rein flottant,
ainsi que l'a établi M. le professeur Poncet, peut amener
l'anurie, lorsque l'organe du côté opposé est absent congénitalement, ou qu'il a perdu sa fonction par suite de
lésions graves.

II. L'anurie livrée à elle-même entraîne la mort le
plus souvent. C'est à peine si dans l'anurie calculeuse la
guérison spontanée peut survenir dans une proportion de
15 à 20 pour 100 des cas observés. La guérison est alors
annoncée par une véritable débâcle; les urines sont riches
en matières excrémentitielles et surtout en urée.

Le traitement médical (grands bains, sédatifs, diurétiques, chloroforme, ceinture de cataplasmes, etc.), est
presque invariablement impuissant.

Il en résulte que 75 fois sur 100 environ les malades
soumis à ce traitement exclusif sont destinés à succomber
dans l'urémie.

L'intervention chirurgicale au contraire, du moins pour
l'anurie calculeuse, peut donner en moyenne 80 sur 100
de guérisons, pratiquée dans des conditions actuellement
bien réglées.

III. La néphrotomie est indiquée dans la plupart des
cas de l'anurie calculeuse. En effet, le corps étranger
siège alors presque toujours à la partie supérieure des
voies d'excrétion. L'incision du rein ouvre largement la
voie à l'exploration et permet même l'extraction de calculs
situés à 6 ou 10 centimètres au-dessous du rein (Bergmann, Tuffier).

Dans le cas d'anurie cancéreuse, la néphrotomie peut avoir l'utilité d'une intervention d'urgence, puisqu'elle porte sûrement au-dessus de l'obstacle. Mais on peut aussi, sur le consentement du malade, et si le chirurgien le juge à propos, établir un méat lombaire dès la première phase de l'anurie.

IV. Lorsque la néphrotomie aura été décidée, l'expectation armée des moyens médicaux ne devra pas dépasser en général cinq jours. D'une part, l'échec du traitement médical est presque toujours certain. D'autre part, on perdrait un temps très précieux. En effet, surtout dans l'anurie à évolution soudaine, type calculeux, les lésions graves du parenchyme rénal s'établissent vite. Ceci résulte du fait très important que les fibres de l'uretère sont à réaction lente. Par conséquent, la dilatation des voies d'excrétion ne peut en s'exerçant, jouer le rôle d'une véritable soupape de sûreté vis-à-vis des éléments nobles du rein. D'où il résulte que la tension s'exerce dès le début et tout entière, sur ces éléments, et qu'elle amène leur déchéance fonctionnelle rapide.

Il ne faudra donc pas attendre un délai moyen de plus de cinq jours pour opérer. C'est à une cause de cet ordre qu'il faut attribuer les échecs des premiers chirurgiens. Les 5 décès sur 22 cas de notre statistique sont tous imputables à une expectation exagérée ayant varié de 8 à 15 jours.

V. L'opérateur ne devra pas se baser sur les signes subjectifs de l'anurie pour régler sa ligne de conduite. En effet, la première période de l'affection — période de tolérance — peut passer inaperçue sans la moindre douleur et sans tuméfaction lombaire. D'autre part, pour les 5 ou 6 cas réunis dans notre travail, cette période, très variable d'un individu à l'autre avait duré de 8 à 23 jours. Il en résulte qu'il faut se garder d'un optimisme dangereux et baser sa ligne de conduite sur le cathétérisme intra-vésical qui renseignera sur la quantité des urines.

VI. Si l'opérateur hésite dans le choix du rein à inciser son diagnostic reposera sur trois éléments principaux : les commémoratifs, le siége actuel de la douleur (spontanée ou provoquée par la percussion), la tuméfaction lombaire.

Dans le cas d'échec de ces moyens d'investigation, il restera au chirurgien la ressource de la contracture de la paroi abdominale, sorte de mouvement de défense provoqué par la palpation (Legueu).

VII. La néphrotomie, pratiquée sur le bord convexe (en vue de parer aux dangers d'hémorragie et de ménager les éléments utiles du rein), aura pour but essentiel d'extraire le corps étranger. C'est seulement au cas où il sera resté introuvable que l'on se résignera à établir une fistule lombaire.

Dans le cas où le calcul aura été extrait, on vérifiera la perméabilité de l'uretère par le cathétérisme rétrograde, puis on pourra procéder à la suture. Cette dernière, très modérément serrée, assurera une hémostase plus parfaite par la coaptation exacte des deux valves du rein. En même temps, elle rendra plus rares les chances de fistules consécutives.

VIII. Appréciée au point de vue de ses dangers, la néphrotomie, surtout pour le cas de rein sain, comme celui qui nous occupe, est une opération bénigne. Elle donne une mortalité de 10 à 15 pour 100 et encore ces décès sont pour la plupart imputables au retard apporté à l'intervention, alors que les malades sont déjà en proie à l'intoxication urémique.

IX. Pour ce qui concerne ses complications opératoires, le danger de fistule rebelle a été un peu exagéré. Il n'existe que dans la proportion de 3 cas pour 100 environ (Guyon). Les fistules temporaires sont bien plus fréquentes. Elles figurent dans les statistiques pour une moyenne de 40 pour 100 en moyenne (Legueu). Ces fistules ne durent en général qu'une ou deux semaines, bien plus rarement quelques mois ou un an (cas de Morris).

La suture du rein doit être appelée à abaisser beaucoup ce chiffre : Sur 4 sutures du bassinet 4 succès sans aucune filtration d'urine. On a noté une seule fistule consécutive ayant duré une semaine pour 6 cas de néphrotomie suivie de suture.

La complication des hémorragies est, on peut le dire, extrêmement rare. On n'a noté que trois néphrectomies consécutives sur le grand nombre de néphrotomies pratiquées en ces derniers temps (Sabatier, Mayo Robson, Desnos).

D'ailleurs, grâce aux progrès apportés à la méthode, ce danger sera a peu près complétement écarté. Par l'incision du bord convexe après compression du pédicule rénal on obtiendra très peu de sang ou des hémorragies en nappe insignifiantes dont la compression rendra facilement maître.

Pour nous résumer, la néphrotomie est une opération bénigne, simple dans son manuel et dans ses suites. Dépourvue de complications sérieuses, elle peut, pratiquée à temps, abaisser le chiffre de la mortalité dans l'anurie par obstruction (et surtout dans la variété calculeuse) d'une proportion de 80 pour 100 à 15 ou 20 pour 100, au maximum.

C'est donc en citant des chiffres que l'on peut faire le plus éloquent éloge de cette belle opération.

Lyon. — Imp Pitrat Aîné, A. Rey Successeur, 4, rue Gentil. — 11891.

Lyon — Imp. PITRAT AÎNÉ, A. Rey Successeur, 4, rue Gentil — 11405

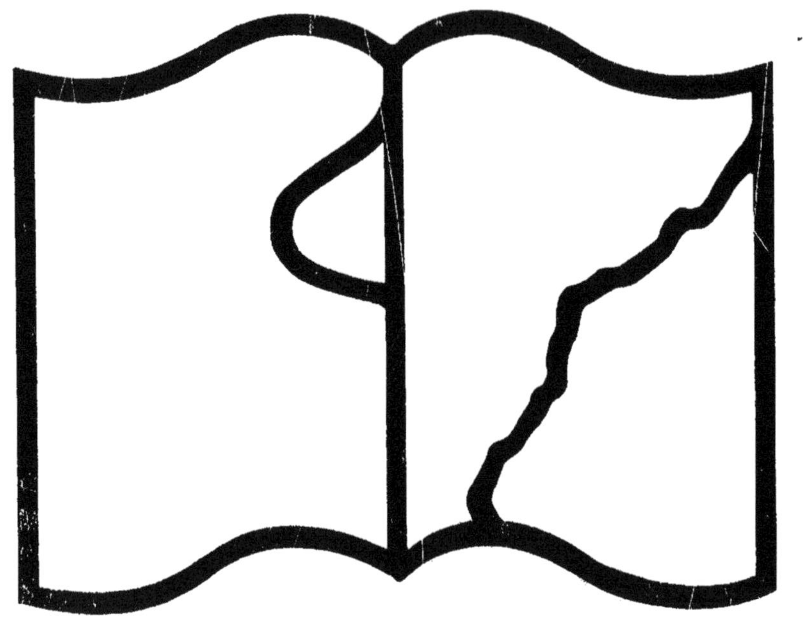

Texte détérioré — reliure défectueuse

NF Z 43-120 11

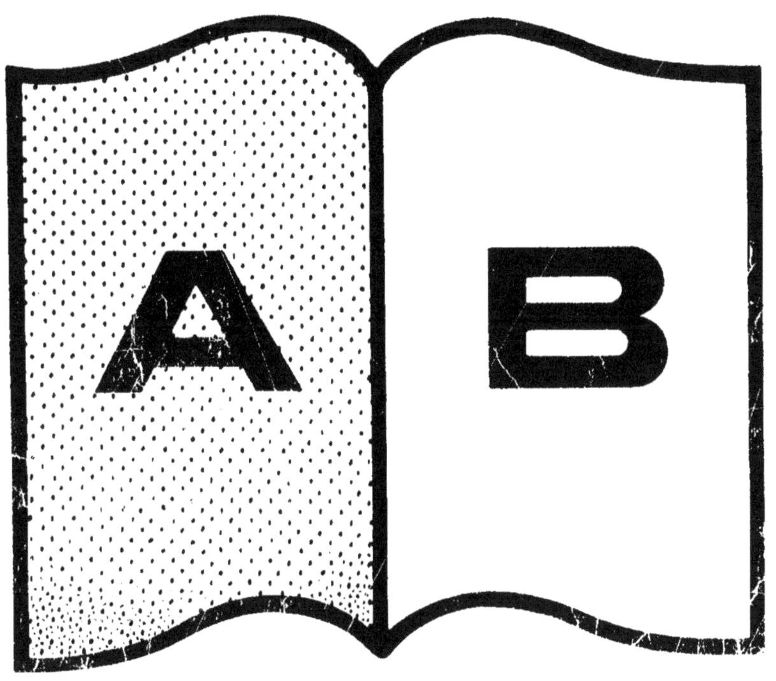

Contraste insuffisant

NF Z 43-120-14

www.ingramcontent.com/pod-product-compliance
Ingram Content Group UK Ltd.
Pitfield, Milton Keynes, MK11 3LW, UK
UKHW022301120726
13694UKWH00003B/1166